Der Rücken und seine Tücken

Das große Missverständnis bei Rückenschmerzen

Hannah Gantner

Das Werk einschließlich aller Inhalte ist urheberrechtlich geschützt. Alle Rechte vorbehalten. Nachdruck oder Reproduktion (auch auszugsweise) in irgendeiner Form (Druck, Fotokopie oder anderes Verfahren) sowie die Einspeicherung, Verarbeitung, Vervielfältigung und Verbreitung mithilfe elektronischer Systeme jeglicher Art, gesamt oder auszugsweise, ist ohne ausdrückliche schriftliche Genehmigung der Autorin untersagt. Alle Übersetzungsrechte vorbehalten.

Die Benutzung dieses Buches und die Umsetzung der darin enthaltenen Informationen erfolgen ausdrücklich auf eigenes Risiko. Der Inhalt stellt die Meinung der Autorin da und basiert auf ihren therapeutischen Erfahrungswerten. Die im Buch enthaltenen Informationen ersetzen keinen Arztbesuch. Eine Haftung der Autorin für Personen-, Sach- und Vermögensschäden ist daher ausgeschlossen. Das Werk inklusive aller Inhalte wurde unter größter Sorgfalt erarbeitet und geprüft. Dennoch können Druckfehler und Falschinformationen nicht vollständig ausgeschlossen werden. Es kann keine juristische Verantwortung sowie Haftung in irgendeiner Form für fehlerhafte Angaben und daraus entstandenen Folgen von der Autorin übernommen werden.

Dieses Buch ist auch als e-Book erhältlich.

1. Auflage
Copyright© 2019 BSc Hannah Gantner
Covergestaltung: M.A. Marleen Hollerbach, Schweinberg-DE
Layout und Grafiken: M.A. Marleen Hollerbach, Schweinberg-DE
Portrait: Anton Wildberger
Fotos: Svetlana Soboleva, Graz-AT
Lektorat: Mag. Bernadette Brecher, Graz-AT

Dieses Buch ist all meinen Patienten gewidmet, die ihr Vertrauen in meine Hände und mein Wissen gelegt haben. Ein besonderes Dankeschön gilt all jenen, die für neue Herangehensweisen und Methoden offen waren und mir dadurch ermöglicht haben, meine bisherigen Erfahrungswerte zu erweitern und zu vertiefen.

Danke und alles Liebe
Hannah Gantner

Sie leiden unter Rückenschmerzen und möchten wieder schmerzfrei liegen, gehen, sitzen, stehen und schlafen können?

Sie sind kein Freund von Medikamenten oder operativen Eingriffen und möchten aktiv etwas für Ihre Gesundheit tun?

Sie haben schon einiges erfolglos ausprobiert und sind dennoch davon überzeugt, dass es eine Lösung für Ihre Schmerzproblematik geben muss?

Wenn Sie diese Fragen mit JA beantworten können, dann haben Sie sich mit dem Kauf dieses Buches richtig entschieden. In diesem Buch werden Sie nicht nur die Ursache(n) für die Entstehung von Rückenschmerzen kennenlernen. Sie werden erfahren, warum bei Rückenschmerzen NICHT der Rücken das Problem ist. Sie werden darüber hinaus eine neue Methode zur Eigenbehandlung von Rückenschmerzen, Bandscheibenvorfällen und Gleitwirbeln kennenlernen. Eine Methode, die großartige Erfolge erzielt, aber derzeit in der klassischen Medizin und Physiotherapie leider noch unbekannt ist.

Mein Name ist Hannah Gantner. Ich bin Spezialistin für Rückenschmerzen und Begründerin eines neuen Therapiekonzeptes in der Schmerztherapie. Als innovative Physiotherapeutin habe ich zur ganzheitlichen Behandlung von prä- und postoperativen Schmerzen, insbesondere von Rückenschmerzen, das Therapiekonzept „Von der Fremdhilfe zur Selbsthilfe" entwickelt. Ein Therapiekonzept, das Menschen ermöglicht Schmerzen vor und nach einer Operation selbst zu behandeln. Ein Teil dieses Therapiekonzeptes ist die FTR©-Methode. Eine Methode, die Sie in diesem Buch kennenlernen werden.

Dieses Buch ist für all jene Interessierten und Betroffenen, die selber aktiv etwas für die Wiederherstellung beziehungsweise den Erhalt ihrer Gesundheit und Schmerzfreiheit tun möchten. Das Buch in Ihren Händen ist auch für alle jene, die die Großartigkeit ihres Körpers genauer kennenlernen wollen und für sich und ihre Gesundheit mehr tun wollen, als nur Medikamente zu schlucken.

Inhaltsverzeichnis

Vorwort — 9

Kurz und knackig: Grundlegendes Know-how — 14

   Die Wirbelsäule — 15

   Die Bandscheibe — 16

   Die Rumpfmuskulatur — 17

Das Spiel der Muskulatur — 18

   Agonist und Antagonist – Auf die Länge kommt es an — 18

Die Faszie – Der Star unter dem Gewebe — 21

   Hühnerbrust und Grapefruit — 22

Qualitativ hochwertige Bewegung — 32

   Endgradigkeit — 32

   Vielwinkeligkeit — 34

   Vielfältigkeit — 35

Fasziale Trockenheit — 38

   Alkohol und Zucker — 38

Struktureller Spielraum: Der Schmerz trügt — 42

Der Psoas-Muskel – Der Muskel der Seele	50
Das vergessene Nervensystem	52
Die Polyvagal-Theorie: Von Monovagal zu Polyvagal	53
Das Nervensystem im Überblick	*56*
Rückenschmerzen verstehen	68
Hexenschuss – Der Vorbote für Rückenschmerzen	74
Bandscheibenvorfall – Der genialste Mechanismus des Körpers	77
Gleitwirbel – Ein Zeichen für die Flexibilität des Körpers	81
Nackenschmerzen – Der richtige Biss	83
Zusammenfassung	88
Von der Fremdhilfe zur Selbsthilfe	97
Die FTR©-Methode	*100*
Nachwort	112
Angebote zur Selbsthilfe	*113*
Literaturverzeichnis	*120*

Im September 2018 bekam ich an der Lendenwirbelsäule starke Schmerzen, die ich gut kannte, denn 2012 hatte ich nach einem Bandscheibenvorfall monatelang darunter gelitten. Ich musste damals zum Glück nicht operiert werden, und durch eifriges Üben mit Physiotherapeuten und zu Hause vergingen sie allmählich. Genau wie sechs Jahre zuvor strahlten die Schmerzen wieder von der Lendenwirbelsäule in das linke Bein und den linken Arm aus. Es kribbelte, und meine Schultern sowie mein Nacken waren sehr verspannt. Doch weder die bekannten Übungen noch ausgedehnte Spaziergänge halfen diesmal. Im Gegenteil, auf einer kleinen Wanderung ließ ein schneidender Rückenschmerz bei jedem Schritt meinen Körper erstarren. Mich ergriff Panik, denn ich wusste nicht mehr, wie ich mich bewegen sollte und fürchtete, nun einer Operation nicht entkommen zu können. Ich hatte bereits einen Termin bei einem Orthopäden vereinbart, als ich von Hannahs FTR©-Workshop und ihrem Faszientraining erfuhr. Ich besuchte beides, und schon nach dem ersten Faszientraining waren die Schmerzen fast verschwunden. Auch wenn das Training jedes Mal eine ziemliche Herausforderung für mich war, konnte ich nach wenigen Einheiten große Fortschritte in meiner Dehnbarkeit feststellen und meine Rückenschmerzen sind seither nicht mehr wiedergekommen.

Michael G. (Kursteilnehmer)

Vorwort

Rückenprobleme sind ein weitverbreitetes Problem, für das es ein Übermaß an Lösungsansätzen gibt. Es gibt unzählige Rückenratgeber, Spezialisten und Therapieangebote, und trotz dieses großen Angebotes herrscht ein großer Mangel an Wissen. Während meiner Recherchearbeit für dieses Buch, konnte ich keinen einzigen Rückenratgeber ausfindig machen, der dem Laien ganzheitlich erklärt, WODURCH Rückenschmerzen entstehen können. All diese Rückenratgeber haben denselben Ansatz und stellen im Grunde dieselben Übungen vor, deren Fokus auf die Kräftigung der Rumpfmuskulatur liegt. Ein Fokus, der nicht die Ursache behandelt, sondern nur die Symptome kurzfristig lindert.

In meiner Arbeit als Physiotherapeutin wurde mir in den letzten Jahren immer mehr bewusst, dass das eigentliche Hauptproblem von Patienten primär nicht der Schmerz, sondern die große Unwissenheit über bestehende Beschwerdebilder, Diagnosen und Therapiemöglichkeiten ist. Diese herrschende Unwissenheit verursacht Angst und trägt oft dazu bei, vermehrt Spezialisten über sich und seinen Körper entscheiden zu lassen. Die Mehrheit der Patienten sind medizinische Nackerpatzerl. Sie gehen zu Ärzten und Therapeuten, um Hilfe beziehungsweise ein Rezept zu erhalten, das ihren Körper, am besten möglichst schnell, wieder richtet.

Erfahrungsgemäß funktioniert dies für einen Bruchteil der Patienten für eine gewisse Zeit recht gut. Der Rest der Patienten befindet sich jedoch auf einer nicht enden wollenden Achterbahnfahrt.

Für die Behandlung von Rückenschmerzen gibt es viele Therapieangebote mit gleichen oder ähnlichen Ansätzen. In der Welt der klassischen Physio- und Trainingstherapie wird gelehrt, dass eine der wichtigsten Therapiemaßnahmen zur Behandlung von Rückenschmerzen die Kräftigung der Bauch- und Rückenmuskulatur ist. Die Praxis zeigt jedoch immer wieder, dass die Behandlung von Rückenschmerzen nach diesem klassischen Behandlungsschema bei vielen Patienten keinen langanhaltenden Effekt hat. Die Mehrheit der Patienten mit diagnostizierten Rückenschmerzen, Gleitwirbeln, Bandscheibenvorfällen oder ähnlichem, kommt in der Regel mit einem verschlimmerten Beschwerdebild wieder.

Warum ich das behaupten kann? Weil ich diese Erfahrungen selber machen durfte und heute den Vergleich habe. Auch ich habe in meiner frühen Anfangsphase als Physiotherapeutin nach dem klassischen Schema gearbeitet. Erfolgreich? Ja, aber nicht langfristig. Der Grund dafür war unter anderem, dass keine ursachenorientierte, sondern eine symptomorientierte Behandlung stattgefunden hat.

In den letzten Jahren konnte ich während meiner Zusammenarbeit mit meinen Patienten vermehrt beobachten, dass eines der größten

Probleme von Patienten Angst ist. Angst, etwas falsch zu machen. Viele Patienten fürchten sich davor, durch falsche Bewegungen beziehungsweise nicht korrektes Ausführen der Übungen, noch mehr kaputtzumachen. Falls auch Sie sich zu jenen zählen, verrate ich Ihnen jetzt ein kleines Geheimnis: Sobald Sie den Entstehungsmechanismus von Rückenschmerzen verstanden haben, ist es unmöglich Übungen falsch auszuführen!
Unwissenheit ist der beste Nährboden für Angst, Unsicherheit und Stress. Das fehlende Wissen über die Genese von Rückenschmerzen hindert Betroffene oft daran, Rückenschmerzen ganzheitlich zu verstehen und das Problem an seiner Wurzel zu packen. Für ein effektives und vor allem nachhaltiges Lösen eines Problems muss die Ursache behandelt werden. Um aber die Ursache behandeln zu können, werden Informationen benötigt. Informationen, die Sie in diesem Buch erhalten werden. Informationen, die Ihnen ermöglichen werden zu wissen und zu entscheiden, was für Sie und Ihren Körper gut ist.

Das Buch in Ihren Händen ist kein weiterer klassischer Rückenratgeber. Es legt Ihnen neue Sichtweisen über die Entstehung und die Funktion von Schmerz dar und stellt eine Verbindung zwischen der Entstehung von Rückenschmerzen und der Wechselwirkung zwischen dem Körper und seiner Umwelt her. Ziel dieses Buches ist es, den Entstehungsmechanismus von Rückenschmerzen sowohl auf muskulärer Ebene als auch in seiner Ganzheitlichkeit verstehen und behandeln zu können.

Wie damals schon der französische Künstler Francis Picabia mit dem Zitat „Der Kopf ist rund, damit das Denken die Richtung wechseln kann" zu einem Wechsel der Blickrichtung einlud, lade auch ich Sie jetzt sehr herzlich ein, sich diesen Satz zu verinnerlichen. Ich lade Sie ein, alle bisherigen konventionellen Sichtweisen über Schmerzen, Rückenschmerzen und Behandlungsmöglichkeiten für den Moment zu vergessen und sich für eine neue Sichtweise zu öffnen.

Ich wünsche Ihnen viel Vergnügen beim Lesen!
Alles Liebe,
Hannah Gantner

„Wissen ist Macht, aber Nichtwissen ist nicht Machtlosigkeit, sondern Hilflosigkeit."

Hans-Jürgen Quadbeck-Seeger

Kurz und knackig: Grundlegendes Know-how

SCHMERZ, der beste FREUND des Körpers. Ein provokanter Satz, der bei vielen Menschen verschiedene Gefühle auslöst, der aber gleichzeitig einer der wichtigsten Leitsätze in der Schmerztherapie ist. Um den Entstehungsmechanismus von Rückenschmerzen und die Bedeutung von Schmerz ganzheitlich verstehen zu können, ist es notwendig die Begriffe „Faszie", „struktureller Spielraum", „Psoas-Muskel", „Nervensystem", „Polyvagal-Theorie" und deren Wechselwirkungen untereinander verstehen und kennenzulernen.

Um sicherzustellen, dass Sie beim Lesen des Buches das gesamte hier gesammelte Wissen über die Genese von Rückenschmerzen verstehen können, habe ich für Sie als Einstieg die wichtigsten anatomischen Grundlagen kurz zusammengefasst. Informationen, die die Basis bilden Rückenschmerzen und deren Ursache(n) verstehen zu können.

Die Wirbelsäule

Die Wirbelsäule wird in einen beweglichen und einen „unbeweglichen" Teil unterteilt. Der beweglichere Teil der Wirbelsäule besteht aus 24 Wirbeln, die sich in sieben Halswirbeln, zwölf Brustwirbeln und fünf Lendenwirbel unterteilen lassen. An den fünften Lendenwirbel schließt das Kreuzbein an. Das Ende der Wirbelsäule bildet das Steißbein. Es ist der kleinste und kürzeste Teil der Wirbelsäule. Das Kreuzbein und das Steißbein werden zu dem unbeweglicheren Teil der Wirbelsäule gezählt.

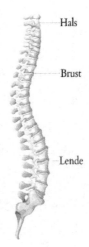

Alle 24 Wirbel, das Kreuzbein und das Steißbein bilden zusammen eine zentrale Einheit, die sowohl eine stützende als auch eine tragende Funktion erfüllen. Charakteristisch für die Wirbelsäule ist ihre S-förmige Krümmung, die bei jedem Menschen individuell unterschiedlich stark ausgeprägt ist. Die konkave[1] Krümmung der Halswirbelsäule und der Lendenwirbelsäule, sowie die konvexe[2] Form der Brustwirbelsäule, des Kreuzbeins und des Steißbeins ermöglichen unter anderem den aufrechten Gang des Menschen.

---

[1] In der Medizin wird die konkave Wirbelsäulenkrümmung als Lordose bezeichnet.
[2] Die konvexe Wirbelsäulenkrümmung wird in der Medizin als Kyphose bezeichnet.

Zusätzlich unterstützt die S-förmige Krümmung der Wirbelsäule den Körper das Gewicht des Kopfes, des Rumpfes und des Oberarmes zu halten und auf den restlichen Körper zu verteilen.

Die Bandscheibe

Zwischen den einzelnen Wirbelkörpern liegt jeweils eine Bandscheibe, die bei jeder Bewegung, vor allem beim Gehen, Laufen und Springen, eine stoß-dämpfende Funktion übernimmt.
Sie besteht aus einem äußeren Faserring und einem innen liegenden Gallertkern. Die Bandscheibe besteht hauptsächlich aus Flüssigkeit, die einerseits die Bandscheibe ernährt, und andererseits je nach Flüssigkeitsgehalt die Dicke und Höhe der Bandscheibe bestimmt. 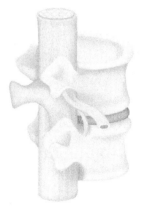 Die Höhe und der Zustand der Bandscheibe sind vor allem von dem richtigen Druck-Sog-Verhältnis in Form von Be- und Entlastung abhängig. Das heißt, dass die Bandscheibe zusätzlich zu den notwendigen Nährstoffen Druck- und Zugbelastungen ausgesetzt werden sollte, um gesund, elastisch und kräftig zu bleiben. Bei ausreichender Belastung wird Flüssigkeit abgegeben, die bei der darauffolgenden Entlastung

wieder zurückgesogen wird. Durch kontinuierliche Be- und Entlastungsvorgänge sind optimale Voraussetzungen für eine gesunde, starke, dicke und hohe Bandscheibe geschaffen.

Gehen, Laufen, Springen, Hüpfen, Tanzen, Schwingen und Reiten sind unter anderem Bewegungsformen, die so ein notwendiges Verhältnis zwischen Be- und Entlastung schaffen. Sitzen und Liegen beanspruchen die Bandscheibe zu einseitig und begünstigen dadurch eine Unterversorgung und somit einen Höhenabfall der Bandscheibe. Die Bandscheibe fungiert zusätzlich als Abstandhalter zwischen den einzelnen Wirbelkörpern. Eine gewisse Höhe und Dicke der Bandscheibe ist vor allem für die seitlich austretenden Nerven sehr wichtig. Die Bandscheiben müssen für die Nerven ausreichend Platz schaffen, damit diese ungehindert ihre Zielorgane beziehungsweise -strukturen versorgen können. Ist dies nicht der Fall, können Probleme entstehen.

Die Rumpfmuskulatur

Für die Form, Stabilität und Beweglichkeit der Wirbelsäule ist neben dem Bandapparat auch die Rumpfmuskulatur von großer Bedeutung. Die Rumpfmuskulatur ermöglicht dem Menschen, gegen die Schwerkraft aufrecht zu stehen, zu gehen, zu sitzen und zu laufen. Die Rumpfmuskulatur setzt sich aus verschiedenen Muskelgruppen zusammen. Sie wird grob in die Rücken- und Bauchmuskulatur eingeteilt.

Die Rückenmuskulatur besteht aus einer oberflächlich und einer tiefer gelegenen Muskulatur.

Die Bauchmuskulatur setzt sich aus der seitlichen, geraden und tiefen Muskulatur zusammen. Im weiteren Sinne werden zur Rumpfmuskulatur auch die Muskeln des Beckenbodens und das Zwerchfell gezählt.

Das Spiel der Muskulatur

Agonist und Antagonist – Auf die Länge kommt es an

Die Wirbelsäule ist, wie alle anderen Gelenke unseres Körpers, von Muskeln umgeben, die eine stabilisierende und bewegungsausführende Funktion übernehmen. Für die Ausführung einer Bewegung sind immer zwei Muskelgruppen notwendig. Die Agonisten, die die Bewegung aktiv durchführen, und die Antagonisten, die Gegenspieler, die bei einer Bewegung passiv nachgeben müssen.

Der Agonist zeichnet sich dadurch aus, dass sich die Muskelfasern während der Bewegung zusammenziehen. Das heißt Ursprung und Ansatz des Muskels nähern sich einander und der Muskel wird folglich temporär kürzer.

Der Antagonist zeichnet sich dadurch aus, dass die Muskelfasern während der Bewegung auseinandergezogen werden. Das heißt Ursprung und Ansatz des Muskels entfernen sich voneinander und der Muskel wird temporär länger.

Ein reibungsloses Zusammenspiel dieser Muskelgruppen ist eine wichtige Voraussetzung für aktive und passive Bewegung. Jede Muskelgruppe muss bei der Durchführung einer Bewegung sowohl die Aufgabe des Agonisten als auch des Antagonisten übernehmen.

Wird zum Beispiel der Ellenbogen aktiv gebeugt, übernimmt der M. Bizeps die Funktion des Agonisten. Der M. Bizeps muss sich aktiv zusammenziehen, um den Ellenbogen zu beugen. Damit die Beugung zugelassen werden kann, muss der Gegenspieler, der M. Trizeps, passiv nachgeben. Der M. Trizeps muss für die Ausführung der Bewegung die notwendige muskuläre Länge bereitstellen. Im Falle einer Streckung des Ellenbogens tauschen der M. Bizeps und der M. Trizeps ihre Rollen. Den aktiven Part erfüllt nun der M. Trizeps. Der M. Trizeps fungiert als Agonist und bringt den Ellenbogen aktiv in die Streckung. Damit dies möglich ist, muss der M. Bizeps als Antagonist passiv Länge zulassen.

Die Durchführung einer Bewegung ist ein komplexer Mechanismus. Er ist vor allem von einem harmonischen Zusammenspiel beider Muskelgruppen und deren Fähigkeit ihre Länge zu verändern, abhängig. Dieses harmonische Zusammenspiel zwischen dem Agonisten und dem Antagonisten spielt nicht nur für die Ausführung aktiver und passiver Bewegungen, sondern auch für die Durchführung von <u>schmerzfreien</u> Bewegungen eine essenzielle Rolle.

Zusätzlich zu dem harmonischen Zusammenspiel beider Muskelgruppen ist ein muskulär-fasziales Spannungsgleichgewicht für ein schmerzfreies Bewegungsverhalten von großer Wichtigkeit.

Ein muskulär-fasziales Spannungsgleichgewicht, sprich ein Spannungsgleichgewicht zwischen der Muskulatur und der Faszie, ist eine der wichtigsten Grundvoraussetzungen für ein aktives und vor allem schmerzfreies Leben.

Das bedeutet, dass nicht nur wie allgemein bekannt die Muskulatur, sondern auch die Faszie für schmerzfreie Bewegung wichtig ist.

Kurz gesagt, sind die Faszie und die Muskulatur zwei ganz wichtige Strukturen, die für ein schmerzfreies beziehungsweise schmerzhaftes Bewegungsverhalten ausschlaggebend sind.

Zusammenfassung: Für die Ausführung einer Bewegung sind immer zwei Muskelgruppen notwendig. Der Agonist und der Antagonist. Der Agonist führt aktiv die Bewegung aus während der Antagonist passiv nachgibt. Jeder Muskel übernimmt bei einem Bewegungsablauf die Funktion des Agonisten und des Antagonisten. Ein harmonisches Zusammenspiel beider Muskelgruppen ist für ein schmerzfreies Bewegungsverhalten notwendig. Zusätzlich ist ein Spannungsgleichgewicht zwischen den Muskeln und der Faszie eine wichtige Grundvoraussetzung für ein schmerzfreies Leben.

Die Faszie – Der Star unter dem Gewebe

Heutzutage ist die Faszie in aller Munde. Das vor zehn Jahren so unwichtige und unbekannte Gewebe zählt heute in der Medizin zu dem bekanntesten und wichtigsten Gewebe des menschlichen Körpers. Jeder, egal ob Laie oder im medizinischen Bereich tätig, kann mit dem Begriff Faszie etwas anfangen oder hat zumindest schon einmal davon gehört. Wenn ich die Teilnehmer in meinen Kursen frage wer Faszien kennt und was sie mit Faszien assoziieren, kommen vor allem Begriffe wie zum Beispiel Faszienrollen, Faszienmassage, Faszienübungen, Faszientherapie, verklebte Faszien oder Ähnliches als Antwort. Wenn es aber darum geht zu erklären, was eine Faszie ist, wie eine Faszie ausschaut und was ihre Aufgabe ist, herrscht meist kollektives Schweigen.

Was eine Faszie ist und ob das Erlangen dieser großen Berühmtheit wirklich gerechtfertigt ist, erfahren Sie auf den folgenden Seiten.

Hühnerbrust und Grapefruit

Sie haben mit Sicherheit schon einmal Fasziengewebe gesehen, angegriffen und mit großer Wahrscheinlichkeit sogar auch schon gegessen. Gehen Sie in einen Supermarkt und kaufen Sie eine Hühnerbrust. Falls Sie kein Fleisch essen, kaufen Sie eine Grapefruit.

Bei der Hühnerbrust ist eine weiße, fast durchsichtige Schicht zu sehen. Im Idealfall ist diese Schicht sehr dünn und ebenmäßig. Oft wird diese Schicht vor der Zubereitung des Fleisches filetiert. Diese weiße Schicht wird im Fachjargon Silberhaut genannt und besteht aus Fasziengewebe. Fasziengewebe, das anhand seiner Beschaffenheit sehr viele Informationen über das Bewegungsverhalten des Huhnes zu seinen Lebzeiten preisgeben kann. Haben Sie eine Grapefruit gekauft, schneiden Sie diese in der Mitte durch. Sie werden feststellen, dass das Fruchtfleisch durch Trennschichten in kleine Sektoren unterteilt ist. Diese Trennschichten bestehen ebenfalls aus Fasziengewebe.

Wie Sie sehen, kommen Faszien nicht nur beim Menschen, sondern auch in der Natur vor. Allgemein kann über Faszien gesagt werden, dass sie ein formgebendes Gewebe sind, Struktur erzeugen und unterschiedliche Aufgaben erfüllen.

Faszien werden in der Medizin als bindegewebige Hüllen und Schichten verstanden, die einzelne Muskeln umgeben. Neueste Entwicklungen in der Faszienforschung haben ergeben, dass Faszien am ehesten als dreidimensionales Netz verstanden werden können. Ein Netz, das nicht nur die Muskeln, sondern den ganzen Körper durchzieht und alle Zellen und Strukturen miteinander verbindet. Obwohl das Fasziennetz unterschiedliche Ketten aufweist und in oberflächliche, tiefe und viszerale[3] Faszienschichten eingeteilt werden kann, wird, aufgrund der Verbundenheit im Körper, von einer Faszie gesprochen. Faszien werden somit nicht mehr als mehrere Grenzschichten, sondern als eine Hülle aus Bindegewebe verstanden. Eine Hülle, die Nerven, Organe, Muskeln, Sehnen, Bänder Knochen, Arterien und Venen umhüllt und miteinander verbindet. Aufgrund dieser Erkenntnis wird im restlichen Buch für das gesamte Faszienetz der singuläre Begriff „Faszie" verwendet.

Minimalistisch ausgedrückt ist die menschliche Faszie nichts anderes als ein dreidimensionales Netzwerk. Ein Netzwerk, das im Körper als Gleitschicht fungiert, Strukturen umhüllt und miteinander verbindet. Menschliches Fasziengewebe besteht aus Bindegewebe. Die Bestandteile von Bindegewebe sind vereinfacht gesagt Zellen, Wasser und unterschiedliche Faser. Je nach Typ des Bindegewebes ist die Menge und der Anteil der verschiedenen Fasern unterschiedlich hoch.

Die Faszie besteht aus straffem und faserreichem Bindegewebe, das große Mengen an Wasser aufnehmen und binden kann. Kurz gesagt besteht sie hauptsächlich aus Bindegewebszellen, Kollagenfasern, Elastin und viel Wasser. Die Faszie weist einen sehr hohen Anteil an Kollagenfasern auf.

---

[3]Schichten, die die Organe umgeben.

Der Querschnitt einer Faszie würde ungefähr so ausschauen:

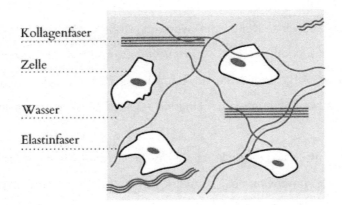

Wie Sie später noch genauer erfahren werden, sind die Ausrichtung der Kollagenfasern und die Menge von gebundenem Wasser für ein schmerzfreies Bewegungsverhalten essenziell.

Eine der wichtigsten Aufgaben der Faszie ist ihre Funktion als Gleitschicht. Eine gleitende Faszie ist eine wichtige Voraussetzung für ein aktives und schmerzfreies Leben. Ist ihre Gleitfähigkeit eingeschränkt, begünstigt dies die Entstehung von Schmerzen.

Die Faszie kann nur dann als Gleitschicht fungieren, wenn sie gesund und flexibel ist. Eine gesunde Faszie ist nass und elastisch, das heißt, wenn sie viel Wasser gebunden hat und ihre Kollagenfasern ähnlich einem Scherengitter angeordnet sind.

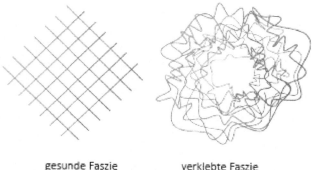

gesunde Faszie   verklebte Faszie

Eine gesunde Faszie ist für ein schmerzfreies Bewegungsverhalten von nicht zu unterschätzender Bedeutung. Für die Gesundheit der Faszie sind vor allem folgende vier Faktoren von großer Bedeutung:

1. Wasser
2. Bewegung
3. Ernährung
4. Emotionen/Umwelteinflüsse

Da die Gesundheit der Faszie eine wichtige Rolle für ein schmerzfreies Leben spielt, werden diese vier Faktoren kurz näher erläutert:

Die Faszie ist ein großes Speichermedium. Sie hat die Fähigkeit, Giftstoffe und alle möglichen End- beziehungsweise Abfallprodukte des Körpers zu speichern.[4] Menschen mit Schmerzen sollten daher besonders auf die Qualität ihrer Nahrungsmittel achten. Abgelagerte Giftstoffe führen nämlich dazu, dass die Elastizität der Faszie weniger wird und folglich die Faszie nicht mehr optimal gleitet. Ist die Elastizität der Faszie über längere Zeit eingeschränkt, entsteht eine Spannungsdysbalance zwischen der Faszie und der Muskulatur. Zwischen diesen beiden besteht im Idealfall immer ein gewisser Abstand. Dieser Abstand ist für die Muskulatur eine wichtige Voraussetzung, um effizient arbeiten zu können. Bei muskulär-faszialen Verklebungen ist dieser Abstand zu klein beziehungsweise nicht mehr vorhanden. Überspitzt gesagt kleben der Muskel und die Faszie zusammen und bilden eine Schicht. Die Muskulatur, die trotz der Verklebung ihre Funktion erfüllen muss, bekommt von der Faszie als Gleitschicht nicht mehr die notwendige Unterstützung. Dadurch kann die Faszie für die Muskulatur nicht mehr als Schmieröl fungieren. Die Muskulatur braucht folglich mehr Energie, um dieselbe Arbeit verrichten zu können. Die Muskulatur muss kontinuierlich mehr leisten, damit sie dasselbe oder ein ähnliches Ergebnis erzielen kann. Unter diesen Umständen nimmt das

---

[4]Unter Giftstoffe werden nicht nur Spritzmittelrückstände in Nahrungsmitteln verstanden, sondern auch zum Beispiel Alkohol und Zucker.

Spannungsungleichgewicht zwischen der Muskulatur und der Faszie zu, wodurch ein bestimmter struktureller Spielraum verkleinert wird und Schmerz entsteht.

Auch Emotionen und Gefühle haben eine Auswirkung auf die Elastizität der Faszie. Untersuchungen von Dr. R. Schleip haben ergeben, dass die Faszie sich von alleine aktiv zusammenziehen kann. Gefühle wie zum Beispiel Stress bewirkt, dass die Faszie sich zusammenzieht und unter Spannung steht. Diese Erkenntnis ist für die Behandlung von akuten und chronischen Rückenschmerzen von großer Bedeutung. Es kann dadurch eine Verbindung zwischen der Entstehung von Schmerzen, der Psyche und dem emotionalen Wohlbefinden hergestellt werden. Für den Alltag bedeutet das Folgendes: Ist der Mensch ständig für ihn stressigen Situationen ausgesetzt, erhöht sich die Grundspannung der Faszie. Eine erhöhte Grundspannung führt zu einer eingeschränkten Elastizität und Gleitfähigkeit der Faszie, wodurch die Entstehung von Schmerzen begünstigt wird.

Vielleicht haben Sie sich mittlerweile schon die Frage gestellt, was Sie tun können, damit Ihre Faszie elastisch bleibt. Für die Elastizität der Faszie spielen unter anderem Wasser und die Anordnung der Kollagenfasern eine wichtige Rolle. Wasser befeuchtet die Faszie. Enthält die Faszie ausreichend Wasser, wird von einer nassen Faszie gesprochen. Damit die Faszie nass ist beziehungsweise bleibt, sollte dem Körper daher über den Tag verteilt ausreichend Wasser zugeführt werden.[5]

Die Ausrichtung der Kollagenfasern wird unter anderem durch aktive Bewegung erreicht. Wie schon erwähnt, entspricht die Anordnung der Kollagenfasern einer gesunden und elastischen Faszie einem Scherengitter. Diese Ausrichtung erfolgt primär durch aktive Bewegung und Dehnung. Aktive Bewegung erzeugt im Körper einen gewissen elektrischen Strom. Dieser Strom regt die Kollagenfasern an, sich wie ein Scherengitter auszurichten und zu strukturieren.

In der Faszienforschung wird auch der Effekt von Dehnung auf die Ausrichtung der Kollagenfasern im Fasziengewebe untersucht. Die Ergebnisse zeigen, dass Dehnreize die Ausrichtung und die Dichte des faszialen Gewebes positiv beeinflussen und gleichzeitig auch die Wundheilung verbessern.

Ist die Faszie nass und sind ihre Kollagenfasern wie ein Scherengitter ausgerichtet, erfüllt sie die wichtigsten Voraussetzungen, um als Gleitschicht fungieren zu können.

Eine unstrukturierte Ausrichtung der Kollagenfasern führt zu einer verminderten Elastizität des Fasziengewebes. Eine unstrukturierte oder multidirektionale Ausrichtung der Kollagenfasern wird primär durch Inaktivität und chronische Haltearbeit der Muskulatur

---

[5] Als Richtwert gilt 1 ½ bis 2 Liter pro Tag.

erzeugt. Eine chronische muskuläre Haltearbeit bewirkt eine vermehrte Produktion und Ablagerung von multidirektional ausgerichteten Kollagenfasern. Diese zusätzliche Produktion und Ablagerung von Kollagenfasern beeinträchtigt die Elastizität, Gleitfähigkeit und Funktion der Faszie und begünstigt die Entwicklung von Schmerzen. Vor allem bei Berufsgruppen mit sitzenden Tätigkeiten ist diese vermehrte Produktion von Kollagenfasern sehr oft zu beobachten.

Aktive Bewegung ist für eine gesunde Faszie unverzichtbar. Damit die Faszie durch Bewegung auch wirklich optimal beansprucht und ernährt wird, sollte Bewegung folgende drei Kriterien erfüllen:

1. Endgradigkeit
2. Vielwinkeligkeit
3. Vielfältigkeit

Diese drei Kriterien werden im nächsten Abschnitt genauer erklärt. Erfüllt eine Bewegung diese drei Kriterien, kann von qualitativ hochwertiger Bewegung gesprochen werden.

Qualitativ hochwertige Bewegung ist eine Grundvoraussetzung für eine gesunde und gleitende Faszie. Sie ist ausschlaggebend für ein nachhaltiges, schmerzfreies Bewegungsverhalten. Falls Sie nun verunsichert sein sollten, ob Sie sich richtig bewegen, kann ich Sie beruhigen. An sich gibt es keine falschen Bewegungen. Meiner Auffassung nach gibt es für das Erlangen beziehungsweise den Erhalt von Schmerzfreiheit nur effektive und weniger effektive Bewegungen. Jede Art von Bewegung ist besser als gar keine Bewegung. Natürlich gibt es Bewegungen und Sportarten, die für die Gesundheit der Faszie effektiver sind. Basierend auf meinen persönlichen und therapeutischen Erfahrungen kann ich Ihnen berichten, dass Bewegungen und therapeutische Übungen, die drei Kriterien von qualitativ hochwertiger Bewegung erfüllen, bei Schmerzen schneller und effektiver zu einer nachhaltigen Verbesserung führen.

Zusammenfassung: Die Gesundheit der Faszie ist essenziell für ein aktives und schmerzfreies Leben. Wasser, Bewegung, Ernährung, Emotionen und Umwelteinflüsse sind vier Faktoren, die die Gesundheit der Faszie bestimmen. Eine gesunde Faszie ist elastisch und kann ihre Funktion als Gleitschicht erfüllen. Inaktivität und Ablagerungen von Giftstoffen beeinträchtigen die Gleitfähigkeit der Faszie. Kann die Faszie diese Funktion nicht erfüllen, entstehen muskulär-fasziale Spannungsdysbalancen. Diese Spannungsdysbalancen reduzieren die Elastizität der Faszie und begünstigen die Entstehung von Schmerzen. Für die Elastizität der Faszie sind unter anderem Wasser und eine scherengitterartige

Ausrichtung der Kollagenfasern wichtig. Dehnung und qualitativ hochwertige Bewegung fördern die Ausrichtung der Kollagenfasern.

Qualitativ hochwertige Bewegung

Endgradigkeit

Unter Endgradigkeit wird das maximale Bewegungsausmaß verstanden, das in einem Gelenk möglich ist. Dieses maximale Bewegungsausmaß ist von der anatomischen Form des Gelenkes abhängig und somit für jedes Gelenk unterschiedlich groß. Das endgradige Bewegungsausmaß im Kniegelenk ist zum Beispiel viel größer als das endgradige Bewegungsausmaß des Sprunggelenkes. Damit das endgradige Bewegungsausmaß in einem Gelenk möglich ist, müssen sowohl die Muskulatur als auch die Faszie flexibel und gut gedehnt sein. Eine verkürzte Muskulatur und Faszie hindern ein Gelenk an endgradigen Bewegungen. Das endradige Bewegungsausmaß für die Beugung im Kniegelenk ist der Fersensitz. Ist der Fersensitz nicht möglich, sind die Muskulatur und die Faszie nicht ausreichend gedehnt.

In meiner Arbeit unterscheide ich zwischen drei unterschiedlichen endgradigen Bewegungsausmaßen:

1. Das anatomisch endgradige Bewegungsausmaß
2. Das momentan endgradige Bewegungsausmaß

3. Das muskulär-fasziale Bewegungsausmaß

Das anatomisch endgradige Bewegungsausmaß wird durch die anatomische Form des Gelenks bestimmt.

Das Bewegungsausmaß, das für den Moment möglich ist, bezeichne ich als momentan endgradiges Bewegungsausmaß. Es wird von der muskulär-faszialen Situation bestimmt und ist nicht mit dem anatomischen endgradigen Bewegungsausmaß gleichzusetzen. Das heißt in der Therapie arbeite ich immer zuerst mit dem momentan endgradigen Bewegungsausmaß. Für ein schmerzfreies Bewegungsverhalten und eine gesunde Faszie sollte immer das anatomisch endgradige Bewegungsausmaß angestrebt werden. Daher ist auch in der Therapie immer das erste Ziel, das anatomisch endgradige Bewegungsausmaße zu erreichen. Wurde dieses erreicht, macht es Sinn, zusätzlich das endgradige Bewegungsausmaß der Muskel- und Faszienketten zu erarbeiten. Das endgradige muskulär-fasziale Bewegungsausmaß ist das Bewegungsausmaß, das bei einer gesunden, flexiblen und gut gedehnten Faszie und Muskulatur maximal möglich ist. Hier spielen die Faszienketten[6] eine wichtige Rolle. Ist die Faszie in ihrer Kette

---

[6]Obwohl die Faszie als eine dreidimensionale Hülle verstanden wird, ist sie in sogenannten Faszienketten angeordnet. Diese Faszienketten weisen unterschiedliche Verläufe auf und geben dem Fasziennetz Stabilität.

und in ihrem Verlauf durchgängig flexibel, ist die muskulär-fasziale Situation optimal und die muskulär-faszialen Voraussetzungen für ein Leben ohne Schmerzen sind gegeben. Das muskulär-fasziale endgradige Bewegungsausmaß ermöglicht es, den strukturellen Spielraum so weit zu vergrößern, dass die erreichte Schmerzfreiheit nachhaltig gehalten werden kann.

Vielwinkeligkeit

Ein weiteres wichtiges Kriterium für qualitativ hochwertige Bewegung ist die Vielwinkeligkeit. Sie ist wieder von der anatomischen Form des Gelenkes abhängig. Kann ein Gelenk, wie zum Beispiel das Kniegelenk, aufgrund seiner anatomischen Form nur in einer Ebene aktiv bewegt werden, entspricht das Prinzip der Vielwinkeligkeit dem Prinzip der Endgradigkeit. Ist aber in einem Gelenk eine Kombination mehrerer Winkel und Bewegungen möglich, kann das Gelenk unterschiedliche Winkel in unterschiedlichen Positionen einnehmen. Das bedeutet auch, dass in jedem Winkel und jeder Position unterschiedliche Teile der Faszie beansprucht werden. Wird diese Vielfalt an Winkeln nicht ausgenutzt, wirkt sich dies negativ auf die Elastizität der Faszie aus.

Das Schultergelenk ist ein sehr gutes Beispiel für die Vielwinkeligkeit. Im Schultergelenk ist aufgrund seiner anatomischen Form eine Kombination mehrerer Bewegungen und mehrerer Winkel möglich. Wird zum Beispiel der Arm nie seitlich oder diagonal gehoben, sondern immer nur nach vorne und nach hinten bewegt, werden nicht alle zur Verfügung stehenden Winkel und Bewegungskombinationen ausgeschöpft. Dies kann langfristig gesehen zu faszialen Verklebungen und muskulär-faszialen Spannungsdysbalancen führen. Für die Faszie ist es somit wichtig, dass ein Gelenk, das vielwinkelig bewegt werden kann, auch vielwinkelig verwendet wird.

Vielfältigkeit

Das dritte und letzte hier besprochene Kriterium für qualitativ hochwertige Bewegung ist die Vielfältigkeit. Bei der Vielfältigkeit geht es um den Input, den der Körper und das Fasziensystem beim Sport oder alltäglichen Tätigkeiten erfahren. Sie ergibt sich aus der Kombination von Endgradigkeit und Vielwinkeligkeit.
Viele Sportarten erfüllen die Kriterien der Endgradigkeit und Vielwinkeligkeit nicht. Oft wird nur eine Sportart mit denselben Reizen und demselben Bewegungsausmaß ausgeübt. Das hat zur

Folge, dass der Körper und das Fasziensystem sehr einseitige Reize erfahren und somit die Entstehung von Schmerz begünstigt wird. Viele Patienten können sich nicht erklären, warum sie trotz regelmäßiger Bewegung unter Rückenschmerzen leiden. In der Regel sind Laufen, Spazieren, Schwimmen, Wandern und Rad fahren die Sportarten, die am häufigsten betrieben werden. Keine dieser Sportarten für sich genommen erfüllt die Kriterien der Endgradigkeit und Vielfältigkeit. All diese Sportarten verlangen zum Beispiel dem Hüftgelenk im Verhältnis zu seinen Möglichkeiten nur ein geringes Bewegungsspektrum ab. Das endgradige Bewegungsausmaß im Hüftgelenk lässt bei einer sehr gut gedehnten Muskulatur und Faszie einen sehr weiten Ausfallschritt beziehungsweise Spagat zu. Beim Laufen, Wandern, Spazierengehen, Radfahren und Schwimmen findet im Hüftgelenk jedoch ein sehr reduziertes Bewegungsausmaß statt. Es finden weder in die Beugung noch in die Streckung eine endgradige Bewegung statt. Vor allem beim Radfahren wird durch die sitzende Tätigkeit eine Verkürzung der Bauch- und Hüftmuskulatur begünstigt. Das Bewegungsausmaß beim Radfahren entspricht dem Bewegungsausmaß, das aufgrund beruflich sitzender Tätigkeiten über den Tag bis zu acht Stunden oder mehr eingenommen wird. Falls Sie mit einem Rennrad unterwegs sind, werden die Hüft- und Bauchmuskulatur durch das Nach-vorne-Beugen verkürzt und das Bewegungsausmaß im Hüftgelenk wird zusätzlich verkleinert. Diese kurze Analyse hat sich gerade eben nur auf das Hüftgelenk bezogen. Überlegen Sie sich, wie oft Sie Ihre Gelenke beim Ausüben Ihrer Sportarten wirklich endgradig und vielwinkelig benützen.

Für die Faszie ist ein abwechslungsreiches Bewegungsverhalten unter Berücksichtigung der Endgradigkeit und Vielwinkeligkeit optimal. Ich werde in meinen Kursen oft von Teilnehmern gefragt, welche Sportart nun die richtige sei. Meine Antwort ist immer dieselbe: Die Sportart, die Ihnen Spaß macht. Natürlich gibt es Sportarten wie zum Beispiel Yoga, Capoeira, Akrobatik, Geräteturnen, Ballett, Tanzen usw., die diese Kriterien besser erfüllen. Die Frage ist jedoch: Wollen Sie in Ihrer Freizeit Sportarten ausüben, die Ihnen keinen Spaß machen? Meiner Meinung nach sollten Sportarten betrieben werden, die vor allem auch Spaß machen und Freude an der Bewegung vermitteln. Werden dabei aber die ersten zwei Kriterien nicht erfüllt, ist es wichtig, dass man sich danach für intensives Dehnen und/oder die FTR© -Methode Zeit nimmt.

Wichtig ist, dass Sie verstehen, dass für ein gesundes und schmerzfreies Leben eine gesunde und flexible Faszie essenziell ist. Um die Elastizität und Flexibilität der Faszie zu erarbeiten beziehungsweise zu halten, ist es deshalb wichtig, mehrmals in der Woche im Alltag oder nach dem Sport intensive Dehnungsübungen zu machen und/oder die FTR©-Methode anzuwenden. Wie oft und in welcher Intensität diese zwei Methoden durchgeführt werden sollten, ist unter anderem vom eigenen Bewegungsverhalten und dem momentanen Zustand der Faszie abhängig. Damit die Dehnungsübungen auch einen positiven Effekt auf das Fasziensystem haben, sollten diese unbedingt die Kriterien der Endgradigkeit und Vielwinkeligkeit erfüllen. Am Ende des Buches erfahren Sie mehr über die FTR©-Methode.

Fasziale Trockenheit

Alkohol und Zucker

Ein weiterer wichtiger Faktor, der für die Gesundheit der Faszie eine wichtige Rolle spielt, ist die Ernährung. Da die Faszie als großes Speichermedium fungiert und neben allen möglichen End- beziehungsweise Abfallprodukten des Körpers auch Giftstoffe speichern kann, haben Nahrungsmittel einen wichtigen Einfluss auf die Gesundheit und Beschaffenheit der Faszie. Insbesondere die Qualität der Nahrungsmittel hat einen großen Einfluss auf die Gesundheit der Faszie. Lebensmittel, die einen hohen Gehalt an Pestiziden aufweisen, wirken sich negativ auf die Gesundheit, Beschaffenheit und Gleitfähigkeit der Faszie aus. Eine Faszie, die viele Giftstoffe gespeichert hat, wird rigide, brüchig, steif und trocken und kann folglich ihre Aufgabe als Gleitschicht nicht mehr erfüllen. Biologisch angebaute Nahrungsmittel, die einen geringen Gehalt an Pestiziden aufweisen und reichhaltiger an Nährstoffen sind, bilden eine gute Basis für einen gesunden Körper und eine gesunde Faszie. Wie Sie bereits lesen konnten, spielt Wasser eine essenzielle Rolle für die Gesundheit der Faszie. Da die Zellen der Faszie große Wassermengen binden können und die Faszie dadurch auch zu einem großen Teil aus Wasser besteht, ist vor allem übermäßiger Konsum von Zucker und Alkohol für die Faszie schädlich. Zucker entzieht der Faszie Wasser, wodurch die Faszie austrocknet und folglich starr und brüchig wird. Warum Zucker der Faszie Wasser entzieht, kann durch das Prinzip der Osmose erklärt werden. Innerhalb einer Zelle herrscht ein bestimmtes Milieu, das ein Konzentrationsgleichgewicht aufweist. Die Zelle ist immer bemüht, gleiche Konzentrationsverhältnisse durch einen Ausgleich der Konzentrationen herzustellen. Der Erhalt dieses Konzentrationsausgleichs innerhalb und außerhalb der Zelle wird durch physiologische Transportprozesse von Wassermolekülen in die Zelle und aus der Zelle hinaus gesichert. Zucker bewirkt eine Veränderung dieses Konzentrationsgleichgewichts. Vereinfacht gesagt nimmt die Konzentration außerhalb der Zelle zu, wodurch ein großes Konzentrationsungleichgewicht entsteht. Da Zuckermoleküle nicht in die Zelle diffundieren können und Wassermoleküle sowohl in die Zelle als auch aus der Zelle heraus diffundieren können, beginnen vermehrt Wassermoleküle vom Zellinneren nach außen zu diffundieren. Das Wasser strömt somit von der schwach konzentrierten Lösung in die hoch konzentrierte Lösung, sodass die Konzentrationen einander angeglichen werden. Die Wassermoleküle diffundieren so lange nach außen, bis ein Konzentrationsausgleich stattgefunden hat. Ein Konzentrationsausgleich ist aber nicht mit einem Ausgleich der Wassermoleküle gleichzusetzen. Im Gegenteil.

Aufgrund des Konzentrationsausgleichs entsteht ein Ungleichgewicht der Wassermoleküle innerhalb und außerhalb der Zelle. Es kommt zu einem Anstieg der Wassermoleküle außerhalb der Zelle. Zucker entzieht somit den Zellen der Faszie Wasser. Die Faszie wird trocken, rigide und brüchig und kann dadurch ihre Funktion als Gleitschicht nicht mehr optimal erfüllen. Da auch Alkohol einen hohen Zuckergehalt aufweisen kann, hat der Konsum von Alkohol ebenfalls negative Auswirkungen auf die Gesundheit und Nässe der Faszie.

Zucker ist heutzutage nicht nur in Form von Alkohol und Süßigkeiten zu finden. Zahlreiche Lebensmittel enthalten sogenannten versteckten Zucker. Viele industriell verarbeitete Lebensmittel, von denen man nicht glauben würde, dass diese überhaupt Zucker beinhalten könnten, weisen einen beachtlichen Gehalt an Zucker auf. Zu solchen Produkten zählen zum Beispiel Ketchup, Fruchtjoghurt, Actimel, Smoothies, Müsliriegel, Joghurt-Dressing, Tomatensoße im Glas, fettarme Produkte, Obst in der Dose, Gemüse in der Dose und vieles mehr.

Sollten Sie an Steifigkeit, Schmerzen, Unbeweglichkeit oder Ähnlichem leiden, rate ich Ihnen, Ihr Kauf-, Ess- und Trinkverhalten zu analysieren. Vielleicht finden Sie in Ihren Nahrungsmitteln den einen oder anderen versteckten Zucker und können dadurch zusätzlich Ihren Zuckerkonsum reduzieren.

Struktureller Spielraum: Der Schmerz trügt

Sie konnten bereits des Öfteren etwas über einen strukturellen Spielraum im Zusammenhang mit Faszien und der Entstehung von Schmerzen lesen. Der strukturelle Spielraum ist ein von mir eingeführter Begriff, der ermöglicht die Wichtigkeit der Funktion von Schmerz anschaulicher und leichter erklären zu können.

Jede Struktur im Körper, egal ob Organ, Nerv, Muskel, Faszie, Sehne, Band, Knochen, Knorpel oder Gefäße, besitzt ihren eigenen Spielraum. Dieser Spielraum ist von Struktur zu Struktur und von Körper zu Körper unterschiedlich groß. Unter „Spielraum" ist ein gewisser Bereich zu verstehen, in dem die Struktur einwandfrei und schmerzfrei funktioniert, belastet und beansprucht werden kann. Jeder Spielraum ist individuell groß beziehungsweise klein. Die Größe des Spielraumes ist immer ein Momentan-Zustand, der von mehreren internen und externen Faktoren beeinflusst wird und jederzeit verkleinert und vergrößert werden kann. Die Größe des Spielraumes ist ausschlaggebend dafür, wie schnell das Belastungslimit der betreffenden Struktur erreicht werden kann und folglich Schmerz entsteht. Das heißt, je größer der Spielraum, desto größer ist die Kapazität für schmerzfreie Bewegung. Jeder Spielraum ist nach oben durch ein individuell definiertes Belastungslimit begrenzt.

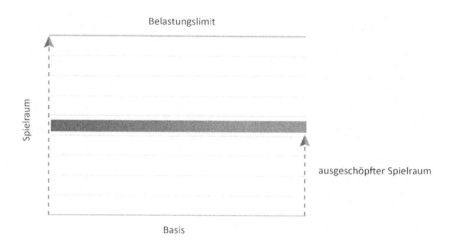

Wird ein Spielraum so stark verkleinert, dass das Belastungslimit erreicht wird, sendet das Gehirn an eine Struktur das Signal „Schmerz" aus. Dieser Schmerz erfüllt zwei Funktionen. Zum einen übernimmt er eine schützende und hemmende Funktion und zum anderen versucht der Körper vor möglichen Schäden zu warnen. In der herkömmlichen Medizin wird akuter oder chronischer Schmerz als ein Signal für bereits eingetretene Gewebeschäden angesehen.

Die Praxis zeigt jedoch immer wieder aufs Neue, dass diese Sichtweise nicht zu 100 Prozent stimmen kann. Denn wie kann es sein, dass, wenn wirklich die geschädigte Struktur Schmerzen verursacht, zum Beispiel eine beachtliche Anzahl von Menschen mit einem diagnostizierten Bandscheibenvorfall keine Schmerzen hat und andere schon? Wenn der Bandscheibenvorfall die Ursache für den bestehenden Schmerz wäre, müsste jeder Mensch mit einem Bandscheibenvorfall Schmerzen haben. Es gibt etliche Patienten mit Schmerzen, bei denen weder das Röntgen noch das MRT strukturelle Schäden zeigen. Wie kann das sein, wenn Schmerz angeblich durch einen bereits eingetretenen Gewebeschaden entsteht?

Die klassische und weitverbreitete Vorgehensweise zur Behandlung von Schmerzen ist primär eine medikamentöse beziehungsweise operative Behandlung.

Das Schmerzverständnis, mit dem ich arbeite, sieht Schmerz als ein körpereigenes Warnsignal. Ein Warnsignal, das auf ein Ungleichgewicht im Körper aufmerksam machen möchte. Es sagt nichts darüber aus, ob eine Struktur bereits beschädigt wurde oder nicht. Schmerz fungiert somit als ein Alarmsystem, das vor möglichen Schäden warnen will.

Schmerz entsteht, wenn der strukturelle Spielraum so stark verkleinert wurde, dass das Belastungslimit erreicht oder überschritten wurde. Da der Körper keine andere Möglichkeit hat, als sich durch intensive Empfindungen auszudrücken, kann Schmerz als eine eigene (Körper-)Sprache verstanden werden. Diese Art der Kommunikation und das Lesen unserer Körpersprache wurde leider verlernt. Sie wird nicht mehr verstanden und macht dadurch verständlicherweise große Angst. Wenn jedoch alle hinter dem Schmerz stehenden Emotionen weggenommen werden, ist Schmerz der beste Freund des Körpers. Er signalisiert, dass etwas nicht in Ordnung ist.

Schmerz ist ein sehr kluger und komplexer Mechanismus im Körper, der vom Gehirn als Signal ausgesendet wird. Er soll darauf aufmerksam machen, dass der Spielraum ausgeschöpft ist und das Belastungslimit einer oder mehrerer Strukturen erreicht ist beziehungsweise überschritten wurde. Er hat somit eine alarmierende Funktion, um vor möglichen zukünftigen strukturellen Schäden zu warnen. Gleichzeitig erfüllt er eine hemmende Funktion. Schmerz hemmt die Muskulatur, wodurch sichergestellt wird, dass das Belastungslimit der betroffenen Struktur nicht weiter überschritten wird.

Dieses geniale Alarmsystem kann durch das Ampel-Schmerz-Modell gut veranschaulicht werden:

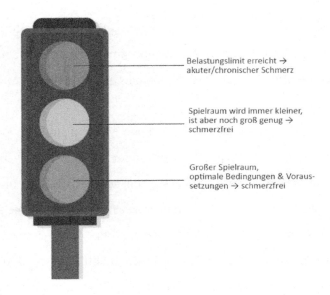

Schmerz entsteht im Gehirn und nicht im Gewebe. Wie schon erwähnt wurde, ist nach dem alten Schmerzverständnis die Entstehung von Schmerz mit der Idee eines bereits bestehenden Gewebeschadens verbunden. Wird das Prinzip des strukturellen Spielraumes und die hemmende, schützende und alarmierende Funktion des Schmerzes verstanden, kann auch verstanden werden, dass Schmerz im Gehirn und nicht aufgrund eines Gewebeschadens entsteht.

Nicht nur die Reaktionen der Patienten, sondern auch die erreichte Schmerzfreiheit der Patienten zeigt, dass der strukturelle Spielraum ein sehr gutes Erklärungsmodell für Schmerzen ist. Unter

Berücksichtigung des strukturellen Spielraums muss Schmerz nicht als etwas Bedrohliches gesehen werden, sondern kann als Warnsignal anerkannt werden. Schmerz ist ein Versuch des Körpers mit der Umwelt zu kommunizieren und darauf aufmerksam zu machen, dass in ihm ein Ungleichgewicht herrscht. Schmerz teilt mit, dass eine oder mehrere Strukturen ihr individuelles Belastungslimit erreicht haben und Gefahr laufen beschädigt zu werden.

Um wirklich wieder nachhaltig schmerzfrei leben zu können, ist es wichtig, nicht den Schmerz zu bekämpfen, sondern die Ursache zu finden und zu beseitigen. Der Austausch oder die Entfernung von Körperteilen sowie die dauerhafte Einnahme von Schmerzmitteln führen in der Regel zu keiner nachhaltigen Schmerzfreiheit. Ich arbeite oft mit Schmerzpatienten zusammen, die trotz einer Operation danach an denselben oder sogar stärkeren Schmerzen leiden. Eine weitere Erfahrung, die ich während der Zusammenarbeit mit meinen Patienten immer wieder mache, ist, dass viele Patienten nach einer Operation zwar immer wieder schmerzfrei, aber nicht beschwerdefrei sind. Zum anderen kommt es ebenso oft vor, dass sich der Schmerz an einer anderen Stelle im Körper bemerkbar macht. Natürlich ermöglichen Operationen viel Gutes. Sie können lebensrettend sein und erbringen dank des technischen Fortschritts unglaublich tolle Ergebnisse. Bestehen jedoch vonseiten des/der Betroffenen der Wille und das Interesse,

Schmerzen nachhaltig und körperfreundlich zu behandeln, sollten Operationen definitiv nicht gleich die erste Wahl sein.

Bevor wir uns nun mit dem Entstehungsmechanismus von Rückenschmerzen genauer auseinandersetzen, ist für das vollkommene Verständnis wichtig zu erfahren, was den strukturellen Spielraum verkleinern kann.

Eine wichtige Voraussetzung für einen großen strukturellen Spielraum ist ein muskulär-fasziales Spannungsgleichgewicht zwischen dem Agonisten und dem Antagonisten. Dieses Spannungsgleichgewicht ist unter anderem durch eine gesunde, nasse und gleitende Faszie möglich. Wie bereits erklärt wurde, ist für eine gesunde Faszie unter anderem qualitativ hochwertige Bewegung wichtig, die die drei Kriterien Endgradigkeit, Vielwinkeligkeit und Vielfältigkeit erfüllt. Neben einer gesunden Faszie spielt auch ein harmonisches Zusammenspiel zwischen dem Agonisten und Antagonisten eine wichtige Rolle.

Alle Bewegungsabläufe werden im Gehirn erzeugt, kontrolliert und abgespeichert. Vereinfacht gesagt kommt es während einer Bewegung zu einem ständigen Abgleich zwischen dem Gehirn und den Strukturen. Es kommt zu einem ständigen Abgleich der Längen- und Spannungsverhältnisse der Muskulatur und Faszie. Durch diesen Abgleich wird der Momentan-Zustand des strukturellen Spielraumes ermittelt. Stellt das Gehirn fest, dass der strukturelle Spielraum ausgeschöpft ist und die muskulär-faszialen Spannungszustände zu groß sind, sendet das Gehirn automatisch Schmerz an eine Struktur. Bleibt der strukturelle Spielraum weiterhin klein, können langfristig gesehen Strukturen verletzt und beschädigt werden.

Die Größe des strukturellen Spielraums ist ausschlaggebend dafür, wie schnell das Belastungslimit der betreffenden Struktur erreicht werden kann und folglich Schmerz entsteht.

In diesem Satz ist eine wichtige Information enthalten. Ich spreche hier bewusst vom Belastungslimit der <u>betreffenden</u> und nicht der schmerzenden beziehungsweise betroffenen Struktur. Unter Berücksichtigung des strukturellen Spielraums ist in der ursachenorientierten Therapie erfahrungsgemäß ein wichtiger Grundsatz zu beachten:

Der Schmerz trügt!
Der Ort des Schmerzes ist oft nicht der Ort des Problems!

Erfahrungsgemäß ist das Problem oft auf der gegenüberliegenden Seite, oder in einem anderen Bereich des Körpers zu finden. Die Pathogenese von Rückenschmerzen entspricht genau diesem

Prinzip. Das heißt, dass bei Rückenschmerzen nicht der Rücken das Problem ist, sondern ein Hüftbeuger, der auch Psoas-Muskel genannt wird.

Der Psoas-Muskel – Der Muskel der Seele

Der Psoas-Muskel spielt bei der Entstehung von Rückenschmerzen eine besonders wichtige Rolle. Kurz gesagt kann ein verkürzter Psoas-Muskel Rückenschmerzen verursachen.

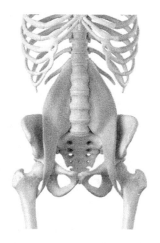

Der Psoas, auch Muskel der Seele genannt, ist der tiefste und zugleich stärkste Hüftbeuger im Körper. Er entspringt rechts und links an den Seitenflächen des zwölften Brustwirbels, allen fünf Lendenwirbeln und den dazugehörigen Bandscheiben. Er verläuft unter dem Leistenband im Becken zum Oberschenkel und setzt am Trochanter minor, einer kleinen knöchernen Ausbuchtung am Oberschenkelknochen, an.

Der Psoas ist der einzige Muskel im Körper, der direkt den Oberkörper mit dem Unterkörper verbindet. Die restliche Rumpf-, Hüft- und Beckenmuskulatur verläuft vom Ober- und Unterkörper zum Becken. Er ist der einzige Muskel im Körper, der die Wirbelsäule mit den Beinen direkt verbindet und somit während des Gehens eine wichtige stabilisierende Funktion erfüllt. Aufgrund seiner tiefen Lage ist es sehr schwierig, den Psoas direkt mit Massagetechniken, manual-therapeutischen Interventionen oder therapeutischen Übungen ganzheitlich zu behandeln.

Der Psoas spielt wegen seines anatomischen Verlaufes bei der Entstehung von Rückenschmerzen eine wichtige Rolle. Der Psoas wird auch „Muskel der Seele" genannt, weil er beziehungsweise seine Spannungs- und Längenzustände einen sehr wichtigen Einfluss auf das emotionale Wohlbefinden haben und umgekehrt. Wie die Faszie, besitzt er die Fähigkeit intensiv erlebte Erfahrungen, Emotionen oder Gefühle in Form von erhöhten Spannungszuständen speichern zu können. Akute oder chronische Spannungszustände in diesem Muskel führen dazu, dass der Muskel verkürzt wird. Ein verkürzter Psoas zieht die Lendenwirbelsäule nach vorne. Dadurch entsteht eine muskulär-fasziale Spannungsdysbalance zwischen der Rückenmuskulatur und dem Psoas. Diese Spannungsdysbalance bewirkt eine Verkleinerung des strukturellen Spielraums. Ist das Belastungslimit des Psoas erreicht, sendet das Gehirn automatisch Schmerz in den Rücken.

Kurz gesagt können chronische Anspannungen und die daraus resultierende Verkürzung des Psoas-Muskels Rückenschmerzen erzeugen.

Der Psoas kann durch viele unterschiedliche Faktoren in einen erhöhten Spannungszustand versetzt werden. Zu den zwei wichtigsten Faktoren zählen das Bewegungsverhalten und die

Wechselwirkung zwischen Umwelteinflüssen und der Reaktion des Nervensystems. Damit Sie den Entstehungsmechanismus von Rückenschmerzen wirklich ganzheitlich verstehen können, darf und möchte ich Ihnen einen kurzen Einblick in die Polyvagal-Theorie und das menschliche Nervensystem nicht vorenthalten.

Das vergessene Nervensystem

Eine der wichtigsten Strukturen im Körper bildet das Nervensystem. Das Nervensystem ist ein für die Reizwahrnehmung, Reizverarbeitung und Reizweiterleitung wichtiger Bestandteil des menschlichen Organismus. Vor allem in der Schmerztherapie spielt das Nervensystem eine wichtige Rolle. Es unterstützt den Körper unter anderem in seiner Selbstregulierung, Selbstheilung und Regeneration. In der Medizin sowie in der klassischen Physio- und Trainingstherapie wird aufgrund mangelnden Wissens leider sehr oft auf das Nervensystem und seine zentrale Rolle im Rehabilitationsverlauf von Schmerzen und anderen Beschwerdebildern wie zum Beispiel Burn-out, Depressionen, Panikattacken, Schlafstörungen und Ähnlichem vergessen. Ein wichtiges Erklärungsmodell, das für das Verständnis der Zusammenhänge zwischen Umwelteinflüssen, dem Nervensystem und der Entstehung von Rückenschmerzen beziehungsweise anderen Beschwerdebildern relevant ist, ist die Polyvagal-Theorie.

Die Polyvagal-Theorie: Von Monovagal zu Polyvagal

Die Polyvagal[7]-Theorie ist ein wichtiges Erklärungsmodell, das Zusammenhänge zwischen Umwelteinflüssen und der Entstehung von körperlichen und psychischen „Krankheiten" ganzheitlich erläutert. Sie wurde von dem renommierten Universitätswissenschaftler Stephen W. Porges begründet und zählt zu den wichtigsten theoretischen Modellen der Traumatherapie. Die Polyvagal-Theorie befasst sich unter anderem damit, wie sich bestimmte Reaktionen des Nervensystems auf die Gesundheit des Säugetiers auswirken. Stephen W. Porges hat herausgefunden, dass im Laufe der Evolutionsgeschichte ein zusätzliches Nervensystem entstanden ist. Dieses Nervensystem ist nur beim Säugetier und somit auch beim Menschen vorhanden. Es evaluiert Situationen als sicher und deaktiviert gleichzeitig sogenannte Defensivschaltkreise des Nervensystems. Unter Defensivschaltkreisen werden zwei angeborene Verteidigungssysteme des Nervensystems verstanden, die vor allem bei stressigen, traumatisierenden oder lebensbedrohlichen Situationen aktiv werden. Diese

---

[7]Die Vorsilbe poly- stammt von dem griechischen Wort polús und bedeutet viel, mehrere. Vagal steht für den X. Hirnnerv, den Vagusnerv.

Verteidigungssysteme erzeugen vor, während oder nach einer gefährlichen Situation körperliche und psychische Reaktionen. Diese Reaktionen stellen sicher, dass die Situation bestmöglich überlebt werden kann. Je nachdem welches Defensivsystem aktiv ist, wird der Körper in einen Zustand der Mobilisierung oder Immobilisierung versetzt. Während die Mobilisierung ein Kampf- oder Fluchtverhalten aktiviert, bewirkt die Immobilisierung ein Erstarren, das zum Beispiel durch In-Ohnmacht-Fallen oder Sich-tot-Stellen zum Ausdruck gebracht wird.

Die Evaluation einer Situation ist ein individueller Prozess, der ständig vom Unterbewusstsein und dem Nervensystem durchgeführt wird.

Vereinfacht gesagt besteht die Aufgabe des menschlichen Nervensystems darin, bestimmte Umgebungsmerkmale zu erkennen, sie richtig einzuschätzen und darauf adäquat zu reagieren. Das Nervensystem scannt und evaluiert ständig die Sicherheit der Umgebung. Basierend auf dieser Einschätzung werden die notwendigen Defensivschaltkreise aktiviert oder gehemmt.

Wird eine Situation als _sicher_ evaluiert, deaktiviert das neue Nervensystem diese Defensivschaltkreise. Die Entscheidung darüber, ob in einer Situation die Strategie der Mobilisierung oder Immobilisierung genutzt wird, unterliegt nicht dem bewussten

Willen. Sie ist weder vorhersehbar, noch kann sie aktiv gesteuert werden.

Das Gefühl der Sicherheit bildet die Basis für Gesundheit. Sind Defensivschaltkreise aktiviert, nutzt der Mensch seine Ressourcen zur Verteidigung und blockiert dadurch seinen Heilungsprozess. Die Aktivität des neuen Vagus-Schaltkreises und das Gefühl der Sicherheit ermöglichen es, die eigenen Ressourcen für Heilung und Regeneration zu nützen.

Da das Nervensystem die Grundlage der Polyvagal-Theorie bildet, sollten Sie zumindest über die Einteilung und die Aufgaben des Nervensystems Bescheid wissen:

Das Nervensystem im Überblick

Das Nervensystem wird in das zentrale und periphere Nervensystem unterteilt.

Das *zentrale Nervensystem* besteht aus dem Gehirn und dem Rückenmark. Es verarbeitet alle von außen kommenden Eindrücke, sodass der Mensch sein Umfeld wahrnehmen kann.

Das *periphere Nervensystem* besteht aus allen Nervenbahnen, die außerhalb von Gehirn und Rückenmark verlaufen. Es wird in das willkürliche und unwillkürliche Nervensystem unterteilt.

Das *willkürliche Nervensystem*, auch somatisches Nervensystem genannt, steuert alle Vorgänge, die wir bewusst und durch unseren Willen, wie zum Beispiel gezielte Bewegungen von Armen und Beinen, beeinflussen können. Es steuert unter anderem die Motorik der Skelettmuskulatur.

Das *unwillkürliche Nervensystem*, auch autonomes, vegetatives oder viszerales Nervensystem genannt, umfasst die Nerven, die zu den inneren Organen und von ihnen weg führen. Es steuert alle Abläufe, die wir nicht willentlich steuern können.
Das unwillkürliche Nervensystem wird noch einmal in das sympathische und parasympathische Nervensystem unterteilt.

Das *sympathische Nervensystem*, auch einfach nur Sympathikus genannt, ist primär für die schnelle Reaktion auf Umweltreize und die Mobilisierung des Körpers verantwortlich. Im Falle einer gefährlichen oder lebensbedrohlichen Situation aktiviert der Sympathikus ein „Kampf- und Flucht Verhalten". Der Sympathikus spielt somit bei stressigen Situationen eine wichtige Rolle.

Das *parasympathische Nervensystem*, auch als Parasympathikus bekannt, ist der Gegenspieler des Sympathikus. Er ist vor allem für die Regeneration und die Verdauung zuständig. Auch unterstützt er den Körper darin nach stressigen Situationen zu entspannen und füllt Energiereserven wieder auf, indem die Verdauung angekurbelt wird. Der Parasympathikusfördert somit Ruhe und Gesundheit.

Der wichtigste Nerv des Parasympathikus ist der Vagusnerv. Der Vagusnerv ist der zehnte Hirnnerv. Er ist der Hauptnerv und wichtigste Nerv des parasympathischen Nervensystems. Der Vagusnerv steuert wichtige biologische Prozesse wie zum Beispiel die Verdauung. Er versorgt unter anderem das Herz, die Bronchien, die inneren Organe, die Sexualorgane, die Muskulatur des Halses, des Rachens, des Kopfes und des Gesichts. Da der gesamte Bereich unterhalb des Zwerchfells primär vom Vagusnerv innerviert wird, spielt vor allem der Parasympathikus für die Gesundheit der Organe im Bauchraum sowie der Sexualorgane eine wichtige Rolle.
Im Sinne der Polyvagal-Theorie umfasst das autonome Nervensystem nicht nur den Sympathikus und den Parasympathikus. Neurobiologische Fakten belegen, dass während der Evolution zu unterschiedlichen Zeitpunkten zwei unterschiedliche Vagusnerven entstanden sind.

Diese zwei Vagusnerven werden „neuer Vagus" und „alter Vagus" genannt. In der folgenden Abbildung finden Sie eine schematische Aufteilung des Nervensystems im Sinne der Polyvagal-Theorie.

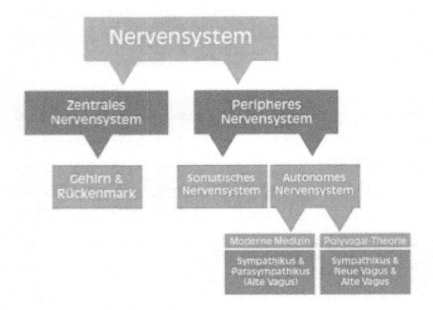

Wie schon erwähnt, ist der neue Vagus nur bei Säugetieren vorhanden. Er ist vor allem für das Grundgefühl der Sicherheit zuständig.

Der <u>alte Vagus</u> ist evolutionsbiologisch der älteste Teil des Nervensystems. Er wird in lebensbedrohlichen Situationen aktiv und versetzt den Körper in den Zustand der Immobilisation.

Der neue Vagus, der Sympathikus und der alte Vagus sorgen durch ein harmonisches Zusammenwirken für einen reibungslosen Ablauf wichtiger biologischer Prozesse. Wird dieses harmonische Zusammenspiel durch Umwelteinflüsse gestört, können gesundheitliche Probleme, wie zum Beispiel Rückenschmerzen, entstehen. Rückenschmerzen sind eine Folgeerscheinung eines gestörten Zusammenspiels dieser drei Nervensysteme.

Im folgenden Diagramm wird der Zusammenhang zwischen Rückenschmerzen und der Wechselwirkung zwischen Umwelt und Nervensystem bildlich dargestellt und erklärt.

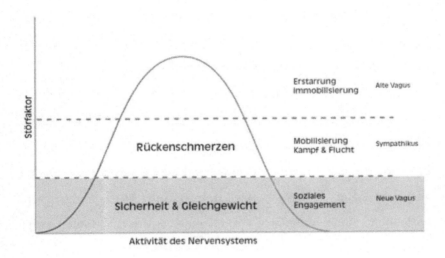

In diesem Diagramm sind eine x-Achse, eine y-Achse, eine Sinuskurve, ein grüner Bereich und zwei Trennlinien zu sehen.

Auf der x-Achse wird die Aktivität des Nervensystems dargestellt. Auf der y-Achse wird die Intensität eines Störfaktors wiedergegeben. Die Sinuskurve veranschaulicht den Verlauf der Aktivität des Nervensystems. Der grüne Bereich beschreibt die Aktivität des neuen Vagus. Die Trennlinien kennzeichnen den Übergang zu den zwei Defensivschaltkreisen Sympathikus und alter Vagus.

Auf den ersten Blick kann erkannt werden, dass sich die Aktivität des Nervensystems durch die Zunahme der Intensität des Störfaktors verändert. Wie Sie sehen, ist im grünen Bereich der Störfaktor klein genug, sodass der neue Vagus-Schaltkreis aktiv ist. Im grünen

Bereich ist die Aktivität beider Defensivschaltkreise gehemmt, wodurch das Gefühl der Sicherheit entstehen kann und gleichzeitig alle notwendigen Voraussetzungen für Heilung und Regeneration erfüllt werden. Nimmt der Störfaktor zu, dass die erste Trennlinie überschritten wird, schaltet das Nervensystem automatisch vom neuen Vagus auf das sympathische Nervensystem um. Das heißt, der Körper verlagert seine Energieressourcen von der Unterstützung biologischer Prozesse hin zur Aktivierung des Defensivschaltkreises für Mobilisierung. Der Körper befindet sich folglich in einer Kampf- und Fluchtbereitschaft. Dadurch wird dem Menschen ermöglicht, sich bei Bedarf in Sicherheit zu bringen. Für diese Aktivität spielt der Psoas-Muskel eine sehr wichtige Rolle. Der Psoas ist einer der ersten Muskeln, der im Falle eines Kampf- oder Fluchtverhaltens kontrahiert und aktiviert wird.

Im Normalfall findet eine gute Regulierung zwischen diesen beiden Systemen statt. Das heißt, sobald der Störfaktor abnimmt und nicht mehr als gefährlich eingestuft wird, nimmt die Aktivität des Sympathikus ab und der neue Vagus wird wieder aktiv. Nimmt jedoch der Störfaktor zu und reichen die Reaktionen des sympathischen Nervensystems nicht mehr aus, aktiviert das Nervensystem als neues Defensivsystem den alten Vagus-Schaltkreis. In diesem Stadium kommt es zu einer vollständigen Immobilisation, die meistens mit Dissoziationsprozessen einhergeht.

Während der Erstarrung werden alle körperlichen Aktivitäten sehr stark reduziert, um den Erhalt metabolischer Ressourcen zu gewährleisten und somit das Überleben zu sichern.

Die Evaluierung und Bewertung eines oder vieler Störfaktoren ist ein individueller Prozess. Das bedeutet, dass bei jedem Menschen das Nervensystem die Situation beziehungsweise Stressoren unterschiedlich wertet und folglich auch die Reaktion des Nervensystems nicht immer dieselbe ist. Beim gleichen Stressfaktor bleibt zum Beispiel bei einer Person der neue Vagus aktiv, während bei einer anderen Person der Sympathikus aktiviert wird.

Die einzige Gemeinsamkeit, die alle Menschen miteinander haben, ist, dass jedes Nervensystem als Normal- und Ausgangszustand den grünen Bereich anstrebt.

Ist ein Defensivsystem aktiv und dadurch die Balance zwischen allen drei Systemen gestört, kann dies langfristig gesehen zu gesundheitlichen Problemen führen. Diese Probleme können sich sowohl körperlich als auch psychisch äußern. Ist aufgrund einer oder mehrerer Störfaktoren das sympathische Nervensystem ständig aktiviert, befinden sich der Mensch und sein Körper in einem bewusst oder unbewusst wahrgenommenen Gefahrenmodus. Dieser Gefahrenmodus aktiviert überlebenswichtige Kampf- und Fluchtreaktionen, wodurch sich der Körper in einem ständig alarmierten Zustand befindet.

Ein über längere Zeit aktiviertes sympathisches Nervensystem kann im Körper physiologische Veränderungen und Anpassungen bewirken und dadurch die Entstehung eines Ungleichgewichts begünstigen. Aufgrund der bestehenden Lebensumstände, die weltweit vermehrt von Stress, Traumata und wenig Zeit für die eigenen Bedürfnisse geprägt sind, besteht bei vielen Menschen eine vermehrte Aktivität des sympathischen Nervensystems. Die Problematik dabei ist, dass diese Aktivität oft gar nicht mehr bewusst wahrgenommen wird. Der Körper gewöhnt und adaptiert sich an dieses stetige Stresslevel, wodurch der Zustand mit der Zeit als normal empfunden wird. Im Grunde besteht die Gesellschaft aus vielen tickenden Sympathikus-Zeitbomben, denen gar nicht bewusst ist, dass ihr sympathisches Nervensystem (über-)aktiv ist.

Wie schon erwähnt, kann ein aktives sympathisches Nervensystem auch Rückenschmerzen verursachen. Ein Grund dafür ist, dass der Psoas direkt mit dem sympathischen Nervensystem und dem Reptiliengehirn in Verbindung steht. Bei stressigen, gefährlichen oder lebensbedrohlichen Situationen wird der Psoas in einen erhöhten Aktivitätszustand versetzt. Genauer gesagt, wird der Körper in einen „Kampf-und-Flucht-Modus" versetzt, wodurch das Nervensystem in seiner Harmonie gestört und das sympathische Nervensystem in einen erhöhten Aktivitätszustand versetzt wird.

Der Körper befindet sich somit in einem erhöhten Stress- und Aktivitätszustand. Als Reaktion darauf nimmt die Spannung des Psoas zu, wodurch der Mensch im Falle einer wirklich gefährlichen oder lebensbedrohlichen Situation möglichst schnell weg rennen und sich in Sicherheit bringen könnte. Steht der Psoas unter chronischer Anspannung, befindet sich der Körper in einer ständigen Alarmbereitschaft (Kampf oder Flucht). Diese Alarmbereitschaft führt wiederum zu einer kontinuierlichen Ausschüttung von Stresshormonen, wodurch der Körper sich auf einem konstanten Stresslevel befindet.

Dadurch, dass der Psoas-Muskel in Wechselwirkung mit dem sympathischen Nervensystem steht, kann er einerseits durch ein aktiviertes sympathisches Nervensystem getriggert werden, und umgekehrt kann ein verkürzter und kontrahierter Psoas-Muskel das sympathische Nervensystem aktivieren.

Ein aktiviertes sympathisches Nervensystem erhöht die Spannungszustände im Körper und bewirkt dadurch einen Anstieg der Grundspannung. Wie Sie schon im Kapitel über die Faszie lesen konnten, beeinträchtigt eine erhöhte Grundspannung im Körper die Elastizität und Flexibilität der Faszie und Muskulatur. Ein aktivierter Sympathikus kann nicht nur auf struktureller Ebene Veränderungen bewirken, sondern zum Beispiel auch auf chemischer und hormoneller Ebene. Befindet sich der Körper im Kampf- oder

Fluchtverhalten, kommt es auch hier zum Beispiel zu einer vermehrten Ausschüttung von Stresshormonen. Diese Stresshormone können langfristig gesehen im Körper ein saures Milieu bewirken. Ein vermehrt saures Milieu im Körper beeinträchtigt aber die Elastizität der Muskulatur und der Faszie. Dies wirkt sich wiederum negativ auf die Größe des strukturellen Spielraums und somit positiv auf die Entwicklung von Schmerzen aus. Somit hat eine vermehrte Aktivität des sympathischen Nervensystems nicht nur auf struktureller, sondern auch auf chemischer und hormoneller Ebene Auswirkungen, die bei der Entstehung von Rückenschmerzen eine Rolle spielen können.

Durch die fasziale Verbundenheit im Körper, kann ein ständig angespannter Psoas allgemein immense Auswirkungen auf den ganzen Körper und dessen Systeme haben. Symptome wie zum Beispiel Rückenschmerzen, Bandscheibenprobleme, Gleitwirbel, Spondylose, Skoliose, Hüftarthrose, Knieschmerzen, Menstruationsbeschwerden, Magen- und Verdauungsprobleme, emotionale Probleme, Bluthochdruck, gestörte Organfunktionen, Nervenleiden, Bewegungseinschränkungen, Atembeschwerden und viele andere Leiden, können entstehen und sich als chronisch manifestieren. Chronische Spannungen im Psoas-Muskel können unter anderem durch körperliche und seelische Traumata, Stress,

Emotionen, Ereignisse, oder aber auch durch Bewegungsmangel, kombiniert mit vielem Sitzen entstehen.

Da der Psoas wie die Faszie die Fähigkeit besitzt, Ereignisse, Emotionen und Erfahrungen in Form von Spannungszuständen zu speichern, kann der Zusammenhang zwischen stressigen beziehungsweise traumatisierenden Situationen und Rückenschmerzen sehr gut hergestellt und verstanden werden. Der Psoas spielt somit nicht nur bei der Entstehung von Rückenschmerzen, sondern auch in der Traumatherapie[8] eine wichtige Rolle.

Zusammenfassung: Stephen W. Porges hat 1994 die Polyvagal-Theorie begründet. Diese Theorie besagt, dass sich beim Säugetier ein neues Nervensystem entwickelt hat, das für das Gefühl der Sicherheit zuständig ist. Das Gefühl der Sicherheit spielt für die Gesundheit eine essenzielle Rolle. Ist der neue Vagus aktiv und besteht zwischen dem neuen Vagus, dem Sympathikus und dem alten Vagus ein harmonisches Zusammenwirken, kann sich der Körper auf die Wiederherstellung/den Erhalt der Gesundheit konzentrieren.

---

[8]Ein Trauma oder eine seelische Verletzung ist im Körper gespeichert. Das Ereignis ist Vergangenheit, doch der Körper speichert sowohl die Emotion als auch die Intensität, die während der traumatisierenden Erfahrung erlebt wurde.

Die Aktivität des sympathischen Nervensystems spielt bei Rückenschmerzen eine wichtige Rolle. Der Psoas-Muskel steht mit dem sympathischen Nervensystem in einer direkten Verbindung. Ein chronisch aktives sympathisches Nervensystem führt zu einer Verkürzung des Psoas. Ist der Psoas über längere Zeit verkürzt, verkleinert sich sein struktureller Spielraum. Ist das Belastungslimit erreicht, sendet das Gehirn Schmerz in die Rückenmuskulatur.

Rückenschmerzen verstehen

Rückenschmerzen sind nicht nur ein Zeichen dafür, dass im Körper ein Ungleichgewicht herrscht. Sie sind auch ein Zeichen dafür, dass eine oder mehrere Strukturen ihr Belastungslimit erreicht haben.
Bei Rückenschmerzen sind primär zwei Strukturen das Hauptproblem: Der Psoas-Muskel und die hintere Faszie. Vereinfacht gesagt, passiert bei Rückenschmerzen nichts anderes, als dass ein verkürzter Psoas die Lendenwirbelsäule aktiv nach vorne zieht. Als Reaktion darauf sendet das Gehirn an die Rückenmuskulatur den Befehl, gegen den Zug des Psoas zu arbeiten. Dies führt dazu, dass die Lendenwirbelsäule vom Psoas nach vorne und gleichzeitig von der Rückenmuskulatur nach hinten gezogen wird. Durch die entgegengesetzten Zugrichtungen beider Muskelgruppen entsteht eine muskulär-fasziale Spannungsdysbalance. Bleiben die Verkürzung und das Ungleichgewicht über längere Zeit bestehen, entsteht eine Verkleinerung des strukturellen Spielraums. Wird das Belastungslimit des Psoas-Muskels erreicht, sendet das Gehirn als Warnsignal Schmerz in die gegenüberliegende Seite. Dieser Schmerz wird als Rückenschmerz definiert. Zur bildlichen Veranschaulichung können Sie sich bei Rückenschmerzen den Psoas wie ein Gummiringerl vorstellen. Ein Gummiringerl, das in seiner Flexibilität

und Länge an Qualität eingebüßt hat und rechts und links von zwei Händen kontinuierlich auseinandergezogen wird. Das Gummiringerl ist in seiner maximal möglichen Länge gespannt. Die Hände, die das Gummiringerl kontinuierlich auseinanderziehen, entsprechen auf der rechten Seite dem Psoas-Muskel und auf der linken Seite dem Rückenstrecker. Das Gummiringerl kann dem Zug für eine gewisse Zeit standhalten. Bleibt die Beanspruchung jedoch über einen gewissen Zeitraum konstant beziehungsweise nimmt der Zug zu, wird das Gummiringerl, wenn es seine Belastungsgrenze erreicht hat, reißen. Damit dem Psoas-Muskel nicht dasselbe passiert, sendet das Gehirn Schmerz an die Rückenmuskulatur. Der Schmerz erfüllt hier nicht nur eine warnende Aufgabe, sondern hat zugleich eine hemmende und schützende Funktion. Durch den Schmerz kann die Rückenmuskulatur nicht ihre ganze Kraft entfalten, wodurch strukturelle Schäden im Psoas-Muskel verhindert werden.

Zusätzlich beeinflusst ein verkürzter Psoas die Elastizität der hinteren Faszienkette. Wird ein Körpersegment beziehungsweise ein Gelenkpartner aufgrund von muskulären Spannungsdysbalancen aus seiner ursprünglichen Position herausgezogen, wird der umliegenden Muskulatur eine statische Haltearbeit abverlangt. Bei einem verkürzten Psoas muss vor allem die Rückenmuskulatur eine statische Haltearbeit leisten. Diese ungewohnte statische Haltearbeit führt zu einer Überbeanspruchung der Muskulatur. Die

Faszie reagiert auf die statische Haltearbeit der Rückenmuskulatur mit einer vermehrten Produktion von Kollagenfasern. Die Ausrichtung dieser Kollagenfasern entspricht jedoch keinem Scherengitter. Das bedeutet, dass die Elastizität des neu gebildeten Fasziengewebes sehr stark eingeschränkt ist und somit als Gleitschicht nicht mehr fungieren kann. Die vermehrt angesammelten Kollagenfasern bilden einen unelastischen Gurt, der dem Körper ermöglicht, den Zugkräften mehr Widerstand entgegenzusetzen.

Erfahrungsgemäß ist in der Praxis bei Menschen mit Rückenschmerzen diese fasziale Verdichtung im unteren Rücken gut sichtbar. Aufgrund dieses Adaptationsvorgangs im Körper ist bei der Behandlung von Rückenschmerzen unter anderem der Fokus auf folgende Behandlungsziele zu richten:

- Spannungsreduktion im Psoas-Muskel
- Erarbeitung der muskulär-faszialen Länge des Psoas-Muskels
- Verbesserung der Gleitfähigkeit der hinteren Faszienkette

Wie Sie bereits gelesen haben, können Umwelteinflüsse und Stress zu einer Anspannung beziehungsweise Verkürzung des Psoas-Muskels führen. Ein weiterer wichtiger Faktor, der die Verkürzung des Psoas-Muskels begünstigt, ist ein einseitiges und eingeschränktes Bewegungsverhalten, das vor allem durch sitzende Positionen im Alltag gekennzeichnet ist. Befindet sich der Psoas-Muskel über den Tag verteilt vermehrt in einer verkürzten Position, reagiert der Körper auf dieses Bewegungsverhalten mit muskulär-faszialen Verkürzungen. Diese Verkürzungen führen einerseits wie gerade beschrieben zu einer Veränderung der Stellung der Lendenwirbel, andererseits auch zu einer leichten Aktivierung des sympathischen Nervensystems. Diese Veränderungen können auf allen Körperebenen eine dauerhafte Störung des Gleichgewichts bewirken.

Für eine effektive und nachhaltige Behandlung von Rückenschmerzen ist es wichtig zu verstehen, dass Rückenschmerzen auf muskulärer Ebene primär aufgrund von Spannungsdysbalancen zwischen dem Psoas-Muskel und der Rückenmuskulatur entstehen.

Wenn man den Entstehungsmechanismus von Rückenschmerzen versteht, dann wird auch nachvollziehbar, warum es wenig nachhaltig ist, sie primär mit Kräftigungsübungen der Bauch- und Rückenmuskulatur zu behandeln.

Eine verkürzte Muskulatur weist erhöhte Spannungszustände auf. Krafttraining erzeugt zusätzliche Spannungszustände in der Muskulatur und kann dadurch den Progress der muskulären

Verkürzung sogar begünstigen. Auch wenn Krafttraining kurzfristig einen positiven Effekt auf die Schmerzsymptomatik haben kann, kann langfristig gesehen reines Krafttraining der Rumpfmuskulatur zu einer Verschlimmerung der bestehenden Problematik führen. Dies ist unter anderem auch der Grund, weshalb Patienten, die ihre Rückenschmerzen nur mit klassischer Physio- und Trainingstherapie, sprich Kräftigungsübungen der Rücken- und Bauchmuskulatur, behandeln, oft mit einer verschlimmerten Symptomatik wiederkommen.

Für eine effiziente und nachhaltige Behandlung von Rückenschmerzen ist es notwendig, die Ursache(n) zu finden, zu beseitigen und das Gleichgewicht im Körper wiederherzustellen. Um Rückenschmerzen wirklich nachhaltig behandeln zu können, ist es wichtig, sich bewusst zu sein, dass bei der Entstehung von Rückenschmerzen nicht nur ein einseitiges Bewegungsverhalten, sondern auch die Aktivität des Nervensystems und das Gefühl der Sicherheit eine wichtige Rolle spielen.

Ein einseitiges Bewegungsverhalten und ein aktiviertes sympathisches Nervensystem wirken sich negativ auf die Gleitfähigkeit der Faszie und die Länge des Psoas-Muskels aus. Dadurch entsteht ein muskulär-fasziales Spannungsungleichgewicht, das die Verkleinerung des strukturellen Spielraums begünstigt. Ist das Belastungslimit erreicht, sendet das Gehirn als Warnsignal Schmerz in den Rücken.

Um Rückenschmerzen nachhaltig behandeln zu können, müssen mögliche Stressfaktoren beseitigt werden. Zusätzlich sollte bei der Behandlung nicht die Kräftigung, sondern die Spannungsreduktion des Psoas-Muskels sowie eine Verbesserung der Gleitfähigkeit der Faszie im Vordergrund stehen. Bei einer nachhaltigen Behandlung von Rückenschmerzen sollten folgende Punkte im Vordergrund stehen:

1. Verbesserung der Gleitfähigkeit der vorderen und hinteren Faszienkette
2. Spannungsreduktion im Psoas-Muskel
3. Wiederherstellung der muskulär-faszialen Länge des Psoas-Muskels
4. Muskulär-fasziales Gleichgewicht im Becken
5. Verbesserung der Beweglichkeit im Hüftgelenk
6. Beseitigung möglicher Stressoren
7. Harmonisierung der Aktivität des neuen Vagus, des Sympathikus und des alten Vagus
8. Gefühl der Sicherheit durch die Aktivität des neuen Vagus

Zusammenfassung: Bei der Entstehung von Rückenschmerzen spielen der Psoas-Muskel und seine Längen- und Spannungszustände eine wichtige Rolle. Ein verkürzter Psoas-Muskel zieht die Lendenwirbelsäule nach vorne. Um dem Zug entgegenzuwirken, arbeitet die Rückenmuskulatur verstärkt dagegen. Sowohl das Ziehen des Psoas als auch das Ziehen der Rückenmuskulatur verursachen eine muskulär-fasziale Spannungsdysbalance. Diese Spannungsdysbalance bewirkt eine Verkleinerung des strukturellen Spielraums. Ist das Belastungslimit erreicht, sendet das Gehirn Schmerz in den Rücken. Der Schmerz erfüllt zugleich eine warnende und eine hemmende Funktion.

Ein einseitiges Bewegungsverhalten, Stress und ein aktiviertes sympathisches Nervensystem bewirken eine Verkürzung des Psoas-Muskels. Für eine nachhaltige Behandlung von Rückenschmerzen muss der Fokus auf die Spannungsreduktion im Psoas, die Verbesserung der faszialen Gleitfähigkeit und die Aktivität des neuen Vagus gelegt werden. Kräftigung der Rumpfmuskulatur erzeugt zusätzliche Spannung und führt, wie die Praxis oft genug zeigt, zu keinem nachhaltigen Ergebnis.

Hexenschuss – Der Vorbote für Rückenschmerzen

Ein ganz klassisches Beschwerdebild, dessen Schmerzsymptomatik auf ein muskulär-fasziales Ungleichgewicht zwischen dem Psoas und der Rückenmuskulatur zurück zu führen ist, ist der sogenannte Hexenschuss. In der Anamnese wird der „Unfallhergang" eines Hexenschusses von Patienten immer gleich beschrieben. Patienten erzählen, dass ihnen ganz unerwartet beim Aufrichten aus einer gebückten Haltung ein Stich und folglich ein starker Schmerz in den unteren Rücken einschießt. Dieser Schmerz ist so intensiv, dass Betroffene sich anfangs weder bewegen wollen noch können und automatisch eine gebeugte Haltung einnehmen. Die gebeugte Haltung ist ein ganz natürlicher Reflex, der den Körper vor strukturellen Schäden bewahrt und gleichzeitig die Intensität des Schmerzes reduziert. Was passiert bei einem Hexenschuss? Von außen betrachtet scheint das Problem der Rücken kombiniert mit der schnellen Aufrichtung zu sein. Das Problem ist jedoch weder die schnelle Aufrichtung noch der Rücken. Normalerweise kann der Körper auf schnelle Bewegungsausführungen adäquat reagieren, sodass die Bewegung ohne Probleme oder Schmerz durchgeführt werden kann. Besteht jedoch in der beanspruchten Muskulatur ein

Längen- und Spannungsungleichgewicht beziehungsweise eine eingeschränkte Gleitfähigkeit der Faszie und Muskulatur, kann wie im Falle des Hexenschusses der Körper nicht adäquat auf die schnelle Aufrichtung reagieren. Das Gehirn evaluiert die Bewegung als schädlich und sendet, um die Bewegung zu stoppen, Schmerz an eine Struktur. Im Falle des Hexenschusses wird der Schmerz in die Rückenmuskulatur geschickt, um die Aufrichtung des Oberkörpers zu verhindern. Gleichzeitig zwingt der Schmerz den Betroffenen eine gebeugte Haltung einzunehmen, um die vordere Hüft- und Bauchmuskulatur zu entlasten. Die vordere Hüft- und Bauchmuskulatur, die während der Aufrichtung die entsprechende Länge nicht optimal zur Verfügung stellen kann beziehungsweise konnte, wird somit durch den plötzlich eintretenden Schmerz vor möglichen Schäden geschützt. Ein Hexenschuss ist als ein Warnsignal zu verstehen. Er ist in den meisten Fällen ein Vorbote für zukünftige Rückenschmerzen.

Bandscheibenvorfall – Der genialste Mechanismus des Körpers

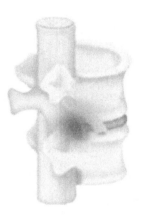

Beim Entstehungsmechanismus von Rückenschmerzen sollte auf keinen Fall auf die Bandscheibe und ihre wichtige Aufgabe vergessen werden. Wie die Praxis zeigt, kommt eine Diagnose selten alleine. Oft wird bei Menschen, die unter Rückenschmerzen leiden, ein zweites Beschwerdebild wie zum Beispiel ein Bandscheibenvorfall oder ein Gleitwirbel diagnostiziert. Weitere Beschwerdebilder wie zum Beispiel eine ISG-Blockade[9], Hüftschmerzen, Schulterschmerzen oder Knieschmerzen sind auch keine Seltenheit. Wie Sie am Anfang schon lesen konnten, übernimmt die Bandscheibe eine stoßdämpfende Funktion und fungiert zusätzlich als Abstandhalter zwischen den einzelnen Wirbelkörpern. Befindet sich die Wirbelsäule im Lot, sodass die auf die Wirbelsäule einwirkenden Kräfte auf die Wirbelkörper und Gelenkflächen optimal verteilt werden können, erfährt die Bandscheibe gesunde Belastungsreize. Das heißt die Regeneration

---

[9]Eine ISG-Blockade ist eine Blockade des Iliosakral-Gelenks.

der Bandscheibe ist gleich groß wie ihre Abnützung und wird durch das Wechselspiel aus Belastung und Entlastung ausreichend ernährt. Kommt es zu einer Veränderung der Stellung der Wirbelkörper, verändert sich gleichzeitig auch die Belastung der Bandscheibe. Die auf die Bandscheibe einwirkenden Kräfte werden nicht mehr optimal verteilt. Resultierend daraus wird die Bandscheibe an manchen Stellen stärker zusammengedrückt und belastet als der Rest. Dies hat zur Folge, dass sich ihr eigener Spielraum verkleinert. Die Bandscheibe ist eine sehr sensible Struktur, die im Alltag sehr starken Kräften ausgesetzt ist. Kommt es nun zu einer Verkürzung des Psoas-Muskels und resultierend daraus zu einer Veränderung der Position der Lendenwirbel, wird die Bandscheibe extremen Krafteinwirkungen ausgesetzt. Die Bandscheibe wird gleichzeitig nach vorne und nach hinten gezogen und muss zusätzlich die von oben einwirkende Gewichte und Kräfte absorbieren und verteilen. Da nach einem gewissen Zeitpunkt die Bandscheibe ihr Belastungslimit erreicht hat und Gefahr läuft, strukturelle Schäden davonzutragen, verändert sie ihre Position. Man könnte sagen, dass sie aus ihrer Ausgangsposition rutscht. Dadurch, dass die Bandscheibe mit dem Psoas verbunden ist, rutscht sie in Zugrichtung nach vorne. In der Medizin wird diese Ortsveränderung als Bandscheibenvorwölbung bezeichnet. Wird die Bandscheibe so stark belastet, dass der innen liegende Gallertkern platzt und nach außen tritt, spricht man von einem Bandscheibenvorfall. In manchen Fällen kann es sein, dass der ausgetretene Gallertkern auf den Nerv drückt. Dies kann dann Ausstrahlungen in ein Bein, Kribbelgefühle, Kraftverlust, aber auch kurzzeitige Taubheitsgefühle verursachen.

Unter Berücksichtigung der Spannungszustände im Körper ist der Bandscheibenvorfall einer der genialsten Mechanismen des Körpers. Ein Mechanismus, der den Körper vor großen Schäden und Verletzungen bewahrt. Ein Bandscheibenvorfall ist nämlich nichts anderes als eine Reaktion beziehungsweise ein Adaptationsvorgang auf einen für die Bandscheibe zu großen Druck. Ein Druck, der durch ein zu hohes Spannungs- und Kräfteungleichgewicht entstanden ist.

Ein Bandscheibenvorfall ist keine Krankheit, sondern ein sehr kluger und wichtiger Schutz- und Kompensationsmechanismus, der auf ein bestehendes Spannungsungleichgewicht reagiert. Werden die Spannungszustände im Körper reduziert beziehungsweise beseitigt, ist es auch der Bandscheibe wieder möglich sich zu regenerieren und an ihren Ausgangsplatz zurückzukehren.

Den meisten Menschen macht verständlicherweise die Diagnose Bandscheibenvorfall Angst. Einerseits wird in der Medizin sehr gerne sehr schnell operiert, und andererseits ist es natürlich beängstigend, wenn ein Nerv abgedrückt wird und dadurch Taubheitsgefühle, Lähmungserscheinungen, ausstrahlende Schmerzen oder ein ständiges Kribbeln erzeugt wird. Werden jedoch der Hintergrund

und „Werdegang" verstanden, kann auch erkannt werden, wozu der eigene Körper in der Lage ist.

Der Körper reagiert auf Umwelteinflüsse mit Veränderungs- und Adaptationsvorgängen, wodurch der Körper sich im ständigen Wandel befindet. Durch Adaptationsvorgänge versucht der Körper nicht nur, weiterhin sein Gleichgewicht zu bewahren, sondern auch den kleinstmöglichen Schaden davonzutragen. Ein Bandscheibenvorfall stellt den angesichts des körperlichen Ungleichgewichts bestmöglichen Zustand dar. Weil dieser Zustand aber nicht der gesunden Norm entspricht, werden Bandscheibenvorfälle in der Medizin als bedrohlich interpretiert und als Krankheitsbild definiert.

Ein Bandscheibenvorfall ist ein sehr toller und wichtiger Mechanismus des Körpers, um sich und seine Strukturen zu schützen. Das Problem bei einem Bandscheibenvorfall ist nicht der Bandscheibenvorfall selber, sondern die zu hohe Spannung im Psoas-Muskel, die die Wirbelsäule aus dem Gleichgewicht gebracht hat und folglich die ganze Mechanik im Körper verändert hat. Der Schmerz, der dabei empfunden wird, wird auch hier vom Gehirn nicht aufgrund eines Gewebeschadens erzeugt, sondern ist wieder als Warnsignal zu verstehen.

Gleitwirbel – Ein Zeichen für die Flexibilität des Körpers

Der Entstehungsmechanismus eines Gleitwirbels ist ähnlich bis gleich dem des Bandscheibenvorfalls. Der kräftige Zug des Psoas-Muskels und die daraus resultierenden Spannungsdysbalancen führen dazu, dass einer der fünf Lendenwirbel mit dem Zug des Psoas nach vorne gleitet. Aufgrund des Aufbaus der Lendenwirbelsäule sind üblicherweise der dritte, vierte oder fünfte Lendenwirbel betroffen.

Die ersten zwei Lendenwirbel sind durch ihre Nähe zur Brustwirbelsäule und zum Brustkorb robuster und stabiler als die restlichen drei. Je näher der Wirbel am Becken ist, umso instabiler wird dieser.

Die Lendenwirbelsäule gehört zum beweglicheren Teil der Wirbelsäule. Das heißt die Lendenwirbelsäule muss eine gewisse Beweglichkeit aufweisen. Wird aufgrund des zu starken Zuges des Psoas ein Wirbel kontinuierlich nach vorne gezogen, ist das natürliche Gleichgewicht und die Bewegung zwischen den Wirbeln gestört, wodurch sich die ganze Mechanik und Situation des Körpers verändert. Durch das Nach-vorne-Gleiten des Wirbels kann es vorkommen, dass der Nerv irritiert wird und dieselben oder ähnliche Symptome wie beim Bandscheibenvorfall entstehen.

Auch hier wird in der Medizin oft versucht, durch operative Eingriffe, wie zum Beispiel eine Wirbelkörperversteifung, den Gleitwirbel zu korrigieren. Da die Wirbelsäule zum Ausgleich aller körperlichen Betätigungen aber beweglich sein muss, kommt es erfahrungsgemäß nach Versteifungen der Wirbelsäule oft zu einer Hypermobilität der darüber liegenden Wirbel. Zum einen, weil die darüber liegenden Wirbel die fehlende Beweglichkeit des versteiften Wirbels kompensieren müssen, und zum anderen, weil die Ursache, die zu hohe Spannung und Zugkraft des Psoas-Muskels, nicht beseitigt wurde.

Auch ein Gleitwirbel kann unter den passenden Voraussetzungen wieder in seine ursprüngliche Ausgangsposition zurück wandern. Damit der Gleitwirbel wieder an seine ursprüngliche Position wandern kann, ist es wichtig, einerseits die notwendigen Voraussetzungen zu schaffen und andererseits dem Körper dafür Zeit zu geben. Das heißt unter anderem, den kräftigen Zug des Psoas zu reduzieren beziehungsweise zu beseitigen.

Nackenschmerzen – Der richtige Biss

Da Nackenschmerzen neben unteren Rückenschmerzen weltweit ein großes Problem sind, wird in diesem Unterkapitel zusätzlich kurz auf weitere mögliche Ursachen und Gründe eingegangen, die die Entstehung von Nackenschmerzen auf struktureller Ebene begünstigen.

Für ein muskulär-fasziales Spannungsgleichgewicht im Nacken spielt unter anderem die Stellung der Kieferknochen, vor allem des unteren Kiefers, eine wichtige Rolle. Das Kiefergelenk wird aus einem Ober- und Unterkiefer gebildet. Der Kiefer ist muskulär-faszial mit der Halswirbelsäule, dem Nacken, dem Kehlkopf, dem Schultergürtel und dem Brustbein verbunden. Da der Unterkiefer eine wichtige Rolle beim Kauen spielt, muss dieser frei beweglich sein. Der Unterkiefer fungiert als ein Hebel, der sozusagen muskulär mehr getragen als stabilisiert wird, um in alle Richtungen bewegt werden zu können. Die Steuerung dieser Unterkieferhebelbewegung ist ein sehr komplexer Vorgang, bei dem Informationen über die momentane Lage und Stellung des Unterkiefers und der Zähne, die Kraft der Muskulatur und das inter- und intramuskuläre Zusammenspiel verarbeitet werden. Der Unterkiefer ist durch eine sehr kräftige Muskulatur mit dem restlichen Kopf, der

Halswirbelsäule und weiterführend mit dem restlichen Rumpf beziehungsweise Körper verbunden.

Der Kauapparat ist ein sehr sensibles Organ, das auf die kleinsten Höhenunterschiede im Gebiss, Veränderungen der Zahnstellungen oder Spannungsveränderungen der Kaumuskulatur mit einer Veränderung des Muskeltonus reagiert. Der Kieferschluss unterstützt den Bewegungsapparat dabei, das Gewicht des Kopfes zu tragen. Er reduziert auch muskulär-fasziale Spannungen, die bei einem losen Unterkiefer durch muskuläre Haltearbeit verursacht werden. Für eine muskulär-fasziale Balance der Kiefer-, Nacken- und Halsmuskulatur spielen die Position und Höhe der Zähne, insbesondere der hinteren Backenzähne des unteren Kiefers, eine wichtige Rolle. Dadurch, dass die Backenzähne beim Kieferschluss die Basis für die Unterstützungsfläche bilden, ist es wichtig, dass die Zähne auf der rechten und linken Seite die passende Stellung und Höhe haben. Beim Kieferschluss sucht der Unterkiefer nach der schnellsten und effizientesten Möglichkeit, mit den Zähnen große Kontaktflächen und somit eine große Unterstützungsfläche herzustellen.

Die Zahnstellung und Zahnhöhe der oberen und unteren Zähne ist dann optimal, wenn die größtmögliche Kontakt- und Unterstützungsfläche erzeugt werden kann und gleichzeitig die Muskulatur mit geringstmöglichem Arbeitsaufwand die bestmögliche Leistung bringen kann. Das heißt der Kauapparat versucht immer auf schnellstem Weg die größtmögliche Kontakt- und Unterstützungsfläche zwischen den oberen und unteren Zähnen herzustellen. Sind die Zahnhöhe und/oder die Zahnstellung der Backenzähne nicht mehr optimal, verändert sich die gesamte Kiefermechanik, die eine Veränderung der muskulär-faszialen Situation im Kiefer verursacht. Vereinfacht gesagt, verschiebt sich der Schwerpunkt des Kiefers nach vorne, wodurch eine Translation und Vorwärtskippung des Kopfes verursacht wird. Die Vorwärtskippung und Translation, die meistens mit leichten Verschiebungen der Kieferknochen nach rechts beziehungsweise links einhergehen, verändern die muskulär-fasziale Spannung im Kiefer und im Nackenbereich. Langfristig gesehen kann dies zu einer Spannungsdysbalance, Veränderung der Gelenkstellungen und Verkleinerung des Spielraums führen. Durch die Verschiebung der Kieferknochen nach rechts oder links und die daraus resultierende Fehlstellung der Knochen und des Kiefergelenks entsteht auf einer Seite ein stärkerer muskulär-faszialer Zug. Diese veränderte Situation löst eine Kettenreaktion aus. Da auf einer Seite die Muskulatur stärker zieht als auf der anderen Seite, beginnt die restliche Muskulatur dagegenzuarbeiten. Es entsteht eine große Spannungsdysbalance im Kiefer und im Nackenbereich.

Da der Kauapparat mit der Halswirbelsäule eine funktionelle Einheit bildet, können vor allem im ersten und zweiten Halswirbel strukturelle Adaptationsvorgänge ausgelöst werden. Der vermehrte einseitige muskuläre Zug zwingt die Wirbelkörper in eine neue Position, die oft durch eine Rotation und Translation nach vorne gekennzeichnet ist. Ist der Zug stark genug, kann folglich auf die neue Wirbelstellung durch Anpassungsvorgänge der Halswirbel eine vermehrte Lordose[10] in der Halswirbelsäule mit einer Rotationskomponente entstehen. Um die Veränderung des Schwerpunktes und die neue Stellung der Halswirbel auszugleichen und zu kompensieren, reagiert die Brustwirbelsäule mit einer vermehrten Kyphose[11], wodurch die Lendenwirbelsäule wieder in eine vermehrte Lordose gezwungen wird.

Diese Adaptationen sind sehr komplexe und vor allem notwendige Ausgleichsmechanismen, die es dem Körper erlauben, bei einem bestehenden Ungleichgewicht zu funktionieren. Es besteht somit eine Wechselwirkung zwischen der Nacken-, Hals- und Kaumuskulatur, der Stellung des Kiefers und der Zahnhöhe. Eine Veränderung der Okklusion[12] aufgrund von zu frühem Kontakt vereinzelter Zähne beim Zubeißen, welches zum Beispiel durch

---

[10]Unter Lordose wird in der Medizin die konkave Krümmung der Wirbelsäule verstanden.
[11]Die konvexe Krümmung der Wirbelsäule wird in der Medizin als Kyphose bezeichnet.
[12]Unter Okklusion wird in der Zahnmedizin die Stellung der unteren Zahnreihe zur oberen Zahnreihe.

unterschiedliche Zahnhöhen verursacht wird, kann zu einer Verschiebung der Halswirbelsäule führen und weiterführend Auswirkungen auf die Körperhaltung haben. Weisen diese Adaptationsvorgänge der Wirbelsäule auch eine rotatorische Komponente auf, wird von Skoliose gesprochen.

Diese Verbindung des Kauapparats mit dem restlichen Körper kann bei einer Dysbalance zu zusätzlichen Problematiken wie zum Beispiel Tinnitus, Überstreckung der Halswirbelsäule, Bandscheibenvorfälle beim Kieferschluss verstanden. in der Halswirbelsäule, Arthrose, Gleichgewichtsstörungen, Schwindel, Schnarchen, Kopfschmerzen, Migräne und Ähnlichem führen.

Das Kiefergelenk steht in direkter Verbindung mit dem Nervensystem und reagiert auf Emotionen wie zum Beispiel Stress. Stress verursacht eine muskulär-fasziale Anspannung in der Kiefermuskulatur. Durch die muskulär-fasziale Verbindung mit der Nacken- und Halsmuskulatur überträgt sich die Anspannung auch auf diese Muskulatur. Dies hat wiederum zur Folge, dass eine muskulär-fasziale Spannungsdysbalance entsteht. Diese Spannungsdysbalance kann wiederum die Stellung der Kiefer- und Gesichtsknochen sowie der Halswirbelsäule bewirken. Dadurch kommt es zu Anpassungsvorgängen der Biomechanik, wodurch zum Beispiel auch die Gehirnnerven in ihrer Arbeit beeinträchtigt werden können. Gleichgewichtsstörungen, Tinnitus, Schwindel, Migräne, Probleme mit dem Gehör können durchaus eine Folge sein.

Die Praxis zeigt immer wieder, dass bei Menschen mit einem sehr hohen Stresslevel ein unbewusstes Zusammenbeißen der Zähne und nächtliches Zähneknirschen beobachtet werden kann. Durch das Knirschen mit den Zähnen versucht der Körper die Muskulatur und das Nervensystem zu beruhigen und zu regulieren. Das Problem, das bei chronischem Zähneknirschen entstehen kann, ist, dass die Zähne an Höhe verlieren können und sich dadurch die Okklusion verändern kann.

Nackenschmerzen können somit aufgrund eines chronisch aktivierten Sympathikus, muskulär-faszialer Spannungsdysbalancen und/oder einer veränderten Okklusion entstehen.

Zusammenfassung

Rückenschmerzen sind gegenwärtig das am häufigsten diagnostizierte Beschwerdebild. Sie werden in der Medizin oft aufgrund von einseitigen Sichtweisen und selektivem Informationsfluss nicht sehr körperfreundlich, effizient oder nachhaltig behandelt.

Beim alten Schmerzverständnis und der daraus resultierenden Hilflosigkeit und Angst vor Schmerzen steht nicht die Behandlung der Ursache(n), sondern die Behandlung der Symptome im Vordergrund. Wird der Entstehungsmechanismus von Rückenschmerzen ganzheitlicher betrachtet, erscheint er als komplex. Rückenschmerzen sind erfahrungsgemäß jedoch unter den geeigneten Voraussetzungen mit den passenden Methoden sehr leicht und nachhaltig zu behandeln.

Eine der wichtigsten Voraussetzungen dafür ist es den Entstehungsmechanismus zu verstehen, die Ursache/n zu finden und die passenden Maßnahmen zu setzen.

Für die Genesung ist wichtig zu erkennen, dass Schmerz ein körpereigenes Warnsignal ist, das den Betroffenen auf ein erreichtes beziehungsweise überschrittenes Belastungslimit aufmerksam machen möchte. Zusatzdiagnosen wie zum Beispiel Bandscheibenvorfälle oder Gleitwirbel sind Anpassungsvorgänge und Folgeerscheinungen auf ein momentan bestehendes Spannungsungleichgewicht im Körper.

Rückenschmerzen werden hauptsächlich durch muskulär-fasziale Spannungsdysbalancen, einen verkürzten Psoas und ein dereguliertes Nervensystem erzeugt, bei dem ein Ungleichgewicht zwischen der Aktivität des Sympathikus und der zwei Vagus-Schaltkreise besteht.

Da die Faszie, der Psoas und das Nervensystem einander wechselseitig beeinflussen, ist für die Genesung von Rückenschmerzen die Wiederherstellung der muskulär-faszialen Flexibilität und systemischen Balance sehr wichtig.

Für ein Leben ohne Rückenschmerzen sollten unter anderem folgende Punkte erfüllt werden:

1. Der Psoas sollte weder verkürzt noch chronisch angespannt sein.
2. Die Faszie muss ihre Funktion als Gleitschicht erfüllen.
3. Das Nervensystem muss im Gleichgewicht sein, sodass der neue Vagus-Schaltkreis aktiv ist und die zwei Defensivsysteme gleichzeitig eine harmonisierende Wirkung auf den Körper ausüben können.

Für die ganzheitliche Behandlung von Rückenschmerzen ist es wichtig zu verstehen, dass ein Zusammenhang zwischen der

Entstehung von Schmerzen und den Wechselwirkungen zwischen Umwelt, Muskulatur, Faszie und dem Nervensystem besteht.

Bei der Behandlung von Rückenschmerzen muss zusätzlich zwischen dem Grund und der Ursache unterschieden werden. Ein aktiviertes Defensivsystem kann eine Verkürzung des Psoas bewirken. Die Verkürzung ist in diesem Fall nicht die Ursache, sondern ein Grund für Rückenschmerzen. Bei einem chronisch aktivierten Defensivsystem ist es wichtig herauszufinden, welcher Störfaktor beziehungsweise welche Störfaktoren vorhanden sind, die das Gefühl der Sicherheit beeinträchtigen und das Defensivsystem aktivieren.

Ist der neue Vagus aktiv und der Psoas trotzdem verkürzt, muss nach der Ursache gesucht werden. Dabei hilft es, den Alltag, das Privat- und Berufsleben, das Bewegungs-, Ess-, Sozial- und Ruheverhalten zu analysieren, um mögliche Störfaktoren zu erkennen, zu verändern und zu beseitigen.

Werden Rückenschmerzen ganzheitlich betrachtet, ist ein verkürzter Psoas auf muskulärer Ebene mit größter Wahrscheinlichkeit der Grund für die Entstehung von Rückenschmerzen, die Ursache jedoch eine andere. Erfahrungsgemäß ist meistens eine Kombination mehrerer Störfaktoren, die sich unter anderem aufgrund unseres modernen Lebensstils ergeben, die Ursache für Rückenschmerzen. Die häufigsten Störfaktoren, die die Entstehung von

Rückenschmerzen begünstigen sind Bewegungsmangel beziehungsweise ein einseitiges Bewegungsverhalten, vermehrt sitzende berufliche Tätigkeiten und stressigen Lebensumständen.

Wichtig ist zu verstehen, dass Rückenschmerzen, Bandscheibenvorfälle, Gleitwirbel und bestehende Dysbalancen keine Krankheiten, sondern Kommunikationsversuche, Reaktionen, Adaptationsvorgänge beziehungsweise Folgeerscheinungen des Körpers auf einen Momentan-Zustand des Körpers sind. Auf einen Momentan-Zustand, der der klassischen Norm nicht entspricht, aber für den Körper momentan die einzige und beste Möglichkeit ist, wie er funktionieren kann. Um den Körper dabei zu unterstützen, sein Gleichgewicht wiederherzustellen, ist es notwendig, diese Körpersprache wieder lesen, verstehen und sprechen zu lernen und für sich und den Körper die notwendigen Voraussetzungen und passende Hilfe und Unterstützung beziehungsweise Werkzeuge zu finden.

Sowohl in der postoperativen als auch in der konservativen Behandlung diverser Beschwerdebilder sollte das Ziel sein, den Körper dabei zu unterstützen sein Gleichgewicht wiederherzustellen. Therapiemethoden zu inkludieren, die mit einem muskulär-faszialen Spannungsausgleich arbeiten und gleichzeitig die Aktivität des Nervensystems harmonisieren, erweisen sich als sehr effektiv und nachhaltig.

Das Allerwichtigste für die Genesung von vor allem chronischen Rückenschmerzen ist, sich Zeit zu nehmen und dem Körper für den Heilungsprozess Zeit zu geben. Rückenschmerzen entstehen nicht von heute auf morgen. Die Verkleinerung des strukturellen Spielraums hat über einen gewissen Zeitraum stattgefunden, weshalb die Vergrößerung des Spielraums genauso Zeit und persönliches Engagement in Anspruch nimmt. Ob und wie schnell sich Ihre Symptome reduzieren, ist zum größten Teil von Ihrem persönlichen Engagement und Ihrer Bereitschaft abhängig, aktiv etwas dagegen zu tun. Therapeuten, Trainer, Praktiker und Ärzte können Sie auf Ihrem Weg zur Schmerzfreiheit nur unterstützen. Tun und Handeln müssen Sie selber. Nur passive Maßnahmen wie zum Beispiel Massagen oder Elektrotherapie werden auf Dauer keinen nachhaltigen Effekt erzielen können. Der Körper ist dafür gemacht, genutzt und gebraucht zu werden. Die wichtigsten Fragen, die Sie sich stellen sollten sind: „Wie viel ist mir meine Gesundheit wert?" und „Wie will ich meinen Weg zur Schmerzfreiheit gestalten?". Wie viel Aufwand, Zeit, Engagement und Geld Sie investieren wollen und wie hoch Ihre Bereitschaft ist, aktiv etwas dafür zu tun, liegt ganz bei Ihnen. Sowohl in der konservativen[13] als

---

[13]Unter konservative Therapie wird die nicht operative Behandlung von Beschwerdebildern verstanden.

auch in der postoperativen Schmerztherapie ist es notwendig, aktiv für die Wiederherstellung der eigenen Gesundheit etwas zu tun.

Sollten Sie sich für eine operative Behandlung Ihrer Rückenprobleme entschieden haben, werden Sie in der Regel danach eine dreiwöchige Reha antreten müssen. Erfahrungsgemäß können sowohl bei akuten als auch bei chronischen (Rücken-)Schmerzen therapeutische Faszienübungen, die die Kriterien von qualitativ hochwertiger Bewegung erfüllen, in Kombination mit der FTR©-Methode großartige und nachhaltige Ergebnisse erzielen. Dass die Behandlung von akuten Rückenschmerzen in den meisten Fällen schneller eine Schmerzfreiheit erzielt als die von chronischen Rückenschmerzen, ist durchaus verständlich, da das Schmerzgedächtnis im Gehirn über eine kürzere Zeit aktiviert war. Bei chronischen Rückenschmerzen sollte auf keinen Fall auf die bestehende Wechselwirkung zwischen dem Körper und der Umwelt vergessen werden. Um nachhaltig Schmerzfreiheit zu erlangen, sollte bei chronischen Rückenschmerzen beziehungsweise chronischen Schmerz-Symptomatiken immer ganzheitlich analysiert und behandelt werden.

Wenn Sie nicht wissen, ob Sie zuerst die emotionale, körperliche oder mentale Ebene behandeln wollen, starten Sie einfach mit der Ebene, die Ihnen am meisten zusagt. Erfahrungsgemäß hat aber aktive Körpertherapie einen positiven Effekt auf die körperliche, mentale und emotionale Ebene. Rückschläge sind im Verlauf chronischer Schmerz-Symptomatiken durchaus üblich und normal, da sowohl der Körper als auch das Gehirn anfangs beginnen, gegen die Veränderung zu rebellieren. Hier heißt es auf den Körper zu hören und trotzdem mit der passenden Intensität weiterzumachen.

In meiner Praxis erlebe ich immer wieder, dass Patienten mit chronischen Schmerzen erklärt wird, dass sie sich an ein Leben mit Schmerzen gewöhnen müssen. Als Begründungen werden das Alter oder die lange Schmerzgeschichte angeführt. Oft hören Patienten Aussagen wie zum Beispiel „Gewöhnen Sie sich an ein Leben mit Schmerzen", „Es ist sehr unwahrscheinlich, dass der Schmerz wieder verschwindet", „Es ist nun mal so. Versuchen Sie damit zu leben oder lassen Sie sich operieren" oder „In Ihrem Alter ist es normal Schmerzen zu haben."

Schmerz beziehungsweise ein Leben mit Schmerzen ist NICHT normal. Schmerz ist ein Warnsignal, welches eine wichtige Funktion im Körper erfüllt. Normal ist ein Leben ohne Schmerzen. Sobald Ihnen Ärzte, Therapeuten, Heilpraktiker oder andere Vertreter des Gesundheitswesens erklären, dass ein schmerzfreies Leben nicht möglich sein wird und Ihnen die Aussicht auf ein Leben mit Schmerzen als etwas Normales vermitteln, rate ich Ihnen, sich auf die Suche nach einer neuen Unterstützung zu begeben. Ein Leben ohne Schmerzen ist möglich und vor allem NORMAL

„Es ist nicht genug zu wissen, man muss es auch anwenden; es ist nicht genug zu wollen, man muss es auch tun."

Johann Wolfgang von Goethe

Von der Fremdhilfe zur Selbsthilfe

Mein großes Interesse den Körper in seiner Komplexität und Ganzheitlichkeit zu verstehen, hat mir ermöglicht ein Therapiekonzept mit dem Fokus „Von der Fremdhilfe zur Selbsthilfe" zu entwickeln. Mein Therapiekonzept ermöglicht Patienten Schmerzen vor und nach einer Operation selbst zu behandeln. Ein wichtiger Teil meines Therapiekonzeptes sind Therapiemaßnahmen zur Selbsthilfe. Dazu gehören unter anderem die FTR©-Methode und therapeutische Übungen, die die drei Kriterien von qualitativ hochwertiger Bewegung erfüllen. Ein weiterer wesentlicher Teil meines Therapiekonzeptes ist Aufklärung und Wissensvermittlung. Denn 70 Prozent des Therapieerfolges ist vom Wissen des Therapeuten <u>und</u> des Patienten über das bestehende Beschwerdebild abhängig. [14]

Wissen über den Entstehungsmechanismus und die Ursache(n) für das Problem ist die Basis für die Rehabilitation. Es ermöglicht nicht nur die Ursache(n) zu beseitigen, sondern auch die richtigen Therapiemaßnahmen zu setzen. Das gilt für jedes Beschwerdebild. Egal ob Ihr Problem Rückenschmerzen, Knieschmerzen,

---

[14] Die restlichen 30 Prozent sind die Bereitschaft des Patienten aktiv etwas für seine Gesundheit tun zu wollen.

Hüftschmerzen, Schulterschmerzen, Darmprobleme usw. sind. Für jedes Problem gibt es einen Entstehungsmechanismus und für jedes Symptom gibt es eine Ursache.

In Bezug auf Rückenschmerzen ermöglicht Ihnen das bereits erworbene Wissen Rückenschmerzen nicht nur zu verstehen, sondern auch selbst nachhaltig zu behandeln. Sie wissen warum Kräftigungsübungen am Anfang kontraproduktiv sind und welche Faktoren die Entstehung von Rückenschmerzen begünstigen. Zusätzlich wissen Sie, dass qualitativ hochwertige Bewegung, ein entspannter Psoas und die Aktivität des neuen Vagus-Schaltkreises wichtige Schlüssel zur Schmerzfreiheit sind.

Patienten, die dieses Wissen verinnerlichen und Zugriff auf die richtigen Therapiemethoden haben, sind in der Lage Rückenschmerzen selbst nachhaltig behandeln zu können.

Rückenschmerzen sind erfahrungsgemäß eines der einfachsten Beschwerdebilder, die selbst behandelt werden können.

Basierend auf meinen Erfahrungswerten erzielen vor allem die Kombination von therapeutischen Übungen, die die drei Kriterien von qualitativ hochwertiger Bewegung erfüllen, mit der FTR©-Methode sehr gute Resultate. Des weiteren ermöglicht die Kombination dieser Therapiemaßnahmen Patienten Rückenschmerzen selbst zu behandeln.

In den folgenden Zeilen möchte ich Ihnen kurz die FTR©-Methode vorstellen.

Die FTR©-Methode

FTR, Fascial Tension Release, ist eine von mir begründete Methode zur Anwendung in der Schmerztherapie.

Die FTR©-Methode ist Teil meines Therapiekonzepts. Sie ist eine Methode, die bei der Behandlung von Schmerzen, insbesondere Rückenschmerzen, großartige Ergebnisse erzielen kann.

Die FTR©-Methode arbeitet mit einem Mechanismus, der muskulär-fasziale Spannungsdysbalancen ausgleicht und die Aktivität des neuen Vagus-Schaltkreises fördert. Sie unterstützt den Körper in seiner Regeneration und Selbstheilung, wodurch bei regelmäßiger Anwendung nachhaltige Schmerzfreiheit erzielt werden kann.

Die FTR©-Methode erzielt bei der Behandlung von Rückenschmerzen nachhaltige Erfolge, weil sie sich einen Mechanismus zunutze macht, der im Psoas-Muskel ausgelöst wird und gleichzeitig einen muskulär-faszialen Spannungsausgleich in diesem und den umliegenden Muskeln bewirkt.

Da die FTR©-Methode direkt mit dem Fasziensystem, dem Nervensystem und dem Psoas arbeitet, können aufgrund dessen in der körperorientierten Schmerztherapie tolle Ergebnisse erzielt werden. Die FTR©-Methode ermöglicht eine ganzheitliche Behandlung von Schmerzen, da in der Therapie die Auswirkungen der Wechselwirkung zwischen Umwelt, Körper und Nervensystem inkludiert werden.

Im Bereich der postoperativen und konservativen Physiotherapie kann die FTR©-Methode im therapeutischen Setting eine sehr tolle Unterstützung in der Behandlung von körperlichen und seelischen Beschwerdebildern sein. Durch die Wechselwirkung zwischen dem Psoas-Muskel und dem sympathischen Nervensystem verbessert sich bei regelmäßiger Anwendung die Selbstregulierung des Nervensystems, sodass der neue Vagus aktiv ist und sich der Körper auf Regeneration und Heilung konzentrieren kann. Wie die Erfahrung zeigt, ist aus therapeutischer Sicht die Kombination der FTR©-Methode mit effektiven therapeutischen Übungen, die die drei Kriterien Endgradigkeit, Vielwinkeligkeit und Vielfältigkeit erfüllen, eine ganzheitliche und körperfreundliche Möglichkeit, Beschwerdebilder wie zum Beispiel Rückenschmerzen ursachenorientiert und nachhaltig zu behandeln. Die FTR©-Methode ist so konzipiert, dass sie von jedem angewendet werden kann.

Basierend auf meinen bisherigen Erfahrungswerten erzielt die FTR©-Methode auch bei gynäkologischen Beschwerdebildern, diversen Schmerzbildern, Fibromyalgie, Nervenleiden und rezidivierenden Luxationen großartige Erfolge. Auch in der Gesundheitsprävention, der Onkologie, der Palliativmedizin und der Schwangerschafts-und Rückbildungsgymnastik kann die FTR©-Methode bei regelmäßiger Anwendung tolle Auswirkungen auf die Gesundheit haben.

Basierend auf meinen derzeitigen Erfahrungswerten erzielt die FTR©-Methode bei folgenden Beschwerdebildern Erfolge:

- Rückenschmerzen
- Bandscheibenvorfall
- Gleitwirbel
- Fibromyalgie

- Nackenschmerzen
- Kopfweh

- Hüftschmerzen
- Hüft-Impingement
- Restless-Legs Syndrom
- Beckenbodeninsuffizienz

- Knieschmerzen
- Patella Luxation

- Schulterschmerzen
- Frozen Shoulder
- Schnappfinger
- Polyneuropathie

Die praktische Anwendung der FTR©-Methode zur Selbsthilfe, können Sie sehr gerne in einem meiner Kurse, online oder in einer Einzelsitzung kennenlernen. Nähere Informationen dazu finden Sie auf meiner Homepage unter www.hannahgantner.com.

Anbei finden Sie Erfahrungsberichte von Patienten beziehungsweise Kursteilnehmern über die Anwendung der FTR©-Methode und meinen therapeutischen Übungen.

Erfahrungsberichte

FTR©-Methode

Liebe Hannah, ich wollte mich schon länger bei dir melden und dir ein großes DANKE rückmelden. Dank deines Workshops und dem Kennenlernen der FTR©-Methode bin ich seit einiger Zeit wirklich schmerzfrei. Ich mache die Übungen zwei bis drei Mal in der Woche und merke Fortschritte. Durch das regelmäßige Anwenden der FTR©-Methode kann ich wieder länger sitzen. Ich kann wieder laufen, ohne danach den Nachmittag mit Schmerzen am Sofa verbringen zu müssen. Ich bin nicht mehr von Schmerzmitteln, Ärzten oder anderen Physiotherapeuten abhängig. Ich würde mich sehr freuen, dich in einem anderen Workshop bald wieder zu treffen.

Barbara B. (Workshop Teilnehmerin)

Eine Arbeitskollegin hat mir den FTR©-Workshop bei Hannah Gantner empfohlen. Ich habe den Workshop im November 2018 in der 21. Schwangerschaftswoche besucht. Danach habe ich die FTR©-Methode ca. ein bis zwei Mal wöchentlich angewendet. Von Beginn an habe ich eine Verbesserung der Schlafqualität festgestellt. Das Baby war aktiver und hat sich sehr viel bewegt. Im Dezember sind

erstmals Symphysen-Schmerzen aufgetreten. Nach sportlicher Aktivität sind die Symphysen-Schmerzen im weiteren Schwangerschaftsverlauf schlimmer geworden. Die Hebamme hat mir die Verwendung eines Symphysengurtes empfohlen. Ich habe die Symphysen-Schmerzen durch die FTR©-Methode in den Griff bekommen. Nach einer Einheit waren die Schmerzen am darauffolgenden Tag verflogen.
Vielen Dank!

                              Barbara H. (Workshop Teilnehmerin)

Ich bin Mitte vierzig und laboriere seit über zwanzig Jahren an einer Schulterverletzung, die ich mir beim Skifahren zugezogen hatte. „Falsche" Bewegungen und Belastungen führten mehrmals zu sehr schmerzhaften Luxationen. Selbst im Schlaf war ich davor nicht sicher. Es resultierte ein permanentes Gefühl der Angst und Unsicherheit. Eine Operation kam für mich, aus Angst vor den unvorhersehbaren Folgen, nicht infrage. Also eignete ich mir eine Reihe von Schonhaltungen und Vermeidungsstrategien an und lernte damit zu leben. Ich begann so gut wie alles zu vermeiden, was meiner Ansicht nach zu einer neuerlichen Luxation führen könnte. Ich veränderte sogar meine Schlafposition. Wenn die Schmerzen und Einschränkungen akut wurden, machte ich jedes Mal für einige Wochen klassische Physiotherapie, besuchte zusätzlich

Sporttherapeuten, Fitnessstudios und dergleichen. In Wirklichkeit half das alles nicht viel und es konnte mir vor allem eines nie nehmen: Die Angst, meine Schulter zu bewegen und zu beanspruchen. Als es wieder einmal soweit war, dass ich aufgrund einer Entzündung in der Schulter meinen Arm über Wochen so gut wie nicht bewegen konnte, an erholsamen Schlaf aufgrund der anhaltenden Schmerzen nicht zu denken war und ich mich schon fast mit einer Operation angefreundet hatte, lernte ich die FTR©-Methode und das therapeutische Faszientraining kennen. Hannah Gantners methodischer Ansatz überzeugte mich sofort. Sie erklärte mir die Funktion der Faszie und welchen Einfluss diese auf meine Beschwerden und den Heilungsprozess hat. Sie zeigte mir auf, wie mein Körpergedächtnis arbeitet und wie die abgespeicherten Traumata meinen Körper seit zwanzig Jahren daran hindern, normale Bewegungen durchzuführen. Wie in einer Endlosschleife versuchte der Körper über den Schmerz zu kommunizieren, dass die Schulter aus dem Gleichgewicht geraten war. Es galt, meine immer wiederkehrende Schulterluxation von mehreren Seiten zu betrachten und durch gezieltes Faszientraining und durch die FTR©-Methode die körperliche und psychische Komponente zu therapieren und zu heilen. Das Ergebnis war faszinierend. Nach wenigen Wochen erreichte ich die gesamte Beweglichkeit in meiner linken Schulter zurück. Ich war komplett schmerzfrei, wich aber gewissen Bewegungen weiterhin instinktiv aus. Wir trainierten weiter, um die Beweglichkeit und Kraft zu verbessern. Jede Trainingseinheit beinhaltete zum Abschluss auch das Schütteln. Die Kombination zielte darauf ab, auch mehr und mehr die Traumata, die meine Bewegungen hemmten, aufzulösen. Es begann zu greifen. Ich merkte, wie ich Schritt für Schritt meine Schonhaltungen und Ausweichbewegungen aufzugeben begann. Ich gewann unterbewusst meinen Mut und mein Vertrauen in meinen Körper zurück. Ich entwickelte sogar das Bedürfnis, Bewegungen zu machen, denen ich zwanzig Jahre lang ausgewichen war. Es ging sogar so weit, dass sich meine Schlafposition veränderte und ich wieder viel besser schlafe. Zusammenfassend kann ich sagen, dass das therapeutische Faszientraining und die FTR©-Methode für mich, sowohl auf der körperlichen als auch auf der psychischen Ebene Ergebnisse erzielt haben, die ich nicht für möglich gehalten habe. Ja, ich kann getrost von einem neuen Lebensgefühl sprechen. Danke!

Marcus F. (Patient)

Liebe Hannah!
Vielen Dank für den großartigen Workshop. Ich habe die Methode bereits öfters angewendet und bin begeistert! Es war und ist für mich etwas total Neues. Ich bin jedes Mal aufs Neue über den Effekt

der FTR©-Methode fasziniert, den sie auf meinen Körper hat. Ich fühle mich geschmeidiger, flexibler und ausgeglichener, und spüre während und nach der Anwendung ein gewisses Energieaufkommen, in Form von einem anregenden Antrieb. Schwer in Worte zu fassen. Der Funke ist in diesem Sinne übergegangen, dass ich das Potenzial der FTR©-Methode erkenne und sie in meinen Augen eine der besten Heilmethoden überhaupt ist!
Danke und alles Liebe!

Daniel C. (Workshop Teilnehmer)

Therapeutische Übungen

Ich hatte mir beim Laufen den Meniskus am Knie eingerissen und hatte immer wieder Schmerzen bei verschiedensten Drehbewegungen und längeren Belastungen des Knies. Hannah Gantner hat mir Übungen gezeigt, die bereits nach der ersten Anwendung spürbare Verbesserungen gebracht haben. Ich bin wieder schmerzfrei, und das obwohl mir zuvor eine Operation angeraten wurde.

Doris F. (Patientin)

Frühjahr 2017:

Atembeschwerden, Schmerzen im Nacken, in der Schulter, der Wirbelsäule und der linken Ferse beim Wandern.

Überweisung vom praktischen Arzt zur Physiotherapie im physikalischen Institut Meidling

Physiotherapeutin: Hannah Gantner (ein Glücksfall!!)

Nach 3 Behandlungen bereits eine leichte Besserung. Übungsplan für zu Hause wurde mir mitgegeben. Nach 6 Behandlungen (mehr zahlt die Krankenkasse nicht!) wurden die Übungen von mir zu Hause fortgesetzt.

Ab Oktober 2017:

Regelmäßiges Faszientraining und spezielle Atemübungen unter Anleitung von Hannah Gantner

Ergebnis: Nach kürzester Zeit vollkommen schmerzfrei;
Medikamente wurden reduziert;
Blutwerte, Blutdruck, Cholesterinwerte & Herz: IDEAL!
Nebeneffekt: Lebensbedrohender Zwerchfellhochstand
verschwunden (laut Lungenfacharzt med. nicht erklärbar)
Ich fühle mich im Oktober 2018 rundum glücklich und gesund. Mein Umfeld bestätigt mir besseres und gesünderes Aussehen. Zusätzlich

zum regelmäßigen Faszientraining habe ich mich dank Hannah für Akrobatik-Yoga begeistert.

Kurt F. (Patient, 74 Jahre)

Hannah Gantner wurde mir von einer Freundin empfohlen, die selber wegen Rückenschmerzen bei ihr in Behandlung gewesen war. Ich wusste aus Erzählungen, dass die Übungen anfangs durchaus eine kleine Herausforderung sein könnten, aber ziemlich schnell eine spürbare Veränderung bringen würden. Und so war es auch. Ich bekam in den ersten Einheiten Übungen mit, die für mich durchaus eine kleine Herausforderung waren, aber großartiger Weise gleich einen spürbaren Effekt zeigten. Zu Hause machte ich die Übungen regelmäßig, und schon nach kürzester Zeit war ich schmerzfrei. Obwohl die Übungen mich am Anfang zum Schwitzen brachten, lernte ich sie sehr schnell zu lieben. Vielen Dank für die tollen Therapiestunden!

Christoph R. (Patient)

„Nur wer sein Ziel kennt, findet den Weg!"

Laozi

Nachwort

Sie sind nun am Ende dieses Buches angelangt. Es freut mich, dass Sie an neuen Sichtweisen über Schmerzen, Rückenschmerzen und neuen Behandlungsmöglichkeiten interessiert sind. Ich sage Danke und möchte Ihnen gratulieren! Sie haben somit einen weiteren Schritt auf Ihrem Weg zu einem schmerzfreien Leben gemacht. Sie haben sich wertvolles Wissen über den Entstehungsmechanismus von Rückenschmerzen angeeignet und gleichzeitig einen möglichen Wegweiser für Therapiemethoden erhalten. Wichtige Informationen, die Sie dabei unterstützen können, nachhaltig schmerzfrei zu werden. Jetzt liegt es an Ihnen das Gelernte auch aktiv in die Tat umzusetzen. Seien Sie neugierig und lernen Sie die FTR©-Methode kennen. Besuchen Sie meine Homepage und informieren Sie sich über meine Online-Angebote zur Selbsthilfe. Die Praxis bestätigt jedes Mal aufs Neue, dass ein schmerzfreies Leben möglich ist.

Ich wünsche Ihnen von Herzen alles Gute auf Ihrem Weg und freue mich, Sie auch persönlich kennen lernen zu dürfen.

Alles Liebe Hannah Gantner

Angebote zur Selbsthilfe

Online-Kurse zur Selbsthilfe für Patienten

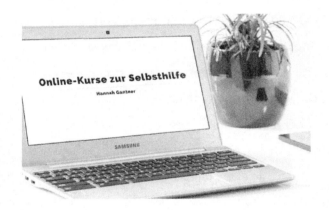

Die Online-Kurse ermöglichen es Ihnen ohne Operation Ihr Beschwerdebild selbst zu behandeln. Jeder Online-Kurs beinhaltet:

- die wichtigsten therapeutischen Übungen in Form von Videos.
- verbale Anleitungen der Übungen als mp3.
- ein Bonusvideo.
- einen Trainingsplan.
- zusätzliche Unterstützung und Betreuung für alle Kursteilnehmer über einen gemeinsamen Gruppenchat.

Für folgende Beschwerdebilder kann ein Online- Kurse zur Selbsthilfe erworben werden:

Narben allgemein und Kaiserschnittnarben:
- Narbenentstörung

Rücken:
- Rückenschmerzen im Home-Office
- Rückenschmerzen
- Bandscheibenvorfall
- Gleitwirbel
- Hexenschuss
- Ischias-Beschwerden
- Restless-Legs Syndrom

Schulter
- Schulterschmerzen
- Schulter Impingement
- Schulter-Arthrose
- Schleimbeutel-Entzündung
- Schulterluxation
- Frozen Shoulder

Hand/Ellenbogen:
- Karpaltunnel-Syndrom
- Golfer-Ellbogen

- Tennis-Ellbogen

Hüfte:
- Hüftschmerzen
- Hüftimpingement
- Hüft-Arthrose

Knie:
- Knieschmerzen
- Läuferknie
- Knie-Arthorse
- Meniskuseinriss
- Kreuzbandriss
- Bakerzyste

Fuß:
- Achillodynie

Nähere Informationen zu den Onlinekursen und weiterem Therapieangebot finden Sie unter www.hannahgantner.com.

Patientenleitfaden
Was Sie über Ihre Therapie vor und nach einer Operation wissen sollten

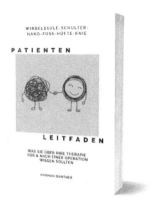

„Operieren oder nicht operieren, das ist Ihre Frage?"
Dieses Buch unterstützt Sie dabei, Ihre Antwort zu finden.

In diesem Buch erfahren Sie:
- Wie Sie ohne Operation schmerzfrei werden können.
- Wie Sie nach einer Operation schmerzfrei werden können.
- Was Sie nach einer Operation beachten müssen.
- Was Sie nach einer Operation erwarten wird.
- Wie Ihre Reha nach einer Operation verlaufen sollte.

- Was in Ihrer Therapie nach einer Operation auf keinen Fall fehlen darf.

Dieser Leitfaden bereitet Sie bestmöglich auf die Zeit vor und nach einer Operation vor, und versorgt Sie mit den wichtigsten Informationen, um das gewünschte Therapieergebnis zu erzielen.

Wenn Ihnen das Buch gefallen hat ...

Wenn Sie der Meinung sind, dass andere Menschen genauso von diesem Wissen profitieren sollten, freue ich mich, wenn Sie mir dabei helfen mein Buch bekannter zu machen.

Wie können Sie mir dabei helfen?
- Schreiben Sie eine Rezession bei Amazon.
- Empfehlen Sie das Buch Deinen Freunden, Bekannten, Familie usw. weiter.
- Empfehlen Sie das Buch auf Facebook & Co weiter.
- Geben Sie mir Feedback, wie ich das Buch noch besser machen kann.
- Laden Sie mich zu Vorträgen und Workshops ein.

Wenn Sie mehr über meine Arbeit und meine Online-Angebote erfahren wollen, folgen Sie mir auf
- facebook
- instagram

und abonnieren Sie meinen YouTube-Channel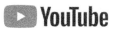

Vielen Dank!

Literaturverzeichnis

Berceli, David (2015): Shake it off naturally: Reduce stress, anxiety, and tension with TRE: 1. Auflage. USA, ohne Verlag.

Berceli, David (2015): The revolutionary Trauma Release Process: Transcend your toughest times: 7. Auflage. Kanada: Namaste.

Meyers, Thomas W. (2010): Anatomy Trains: Myofasziale Leitbahnen für Manual- und Bewegungstherapeuten: 2. Auflage. München: Urban&Fischer. Porges,

Stephen W. (2018): Die Polyvagal-Theorie und die Suche nach Sicherheit: Traumabehandlung, soziales Engagement und Bindung: 2. Auflage. Deutschland: Probst Verlag.

Van den Berg, Frans (2011): Angewandte Physiologie: Das Bindegewebe des Bewegungsapparates verstehen und beeinflussen: 3. Auflage. Stuttgart: Thieme.